New Wun Ching Developmental Publishing Co., Ltd.

New Age · New Choice · The Best Selected Educational Publications — NEW WCDP

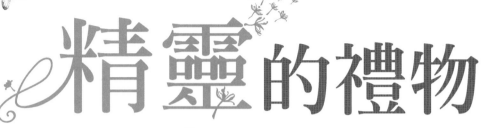

精靈的禮物

Fairy's Gift - Alternative Therapy

－另類療法

邱子易 編著

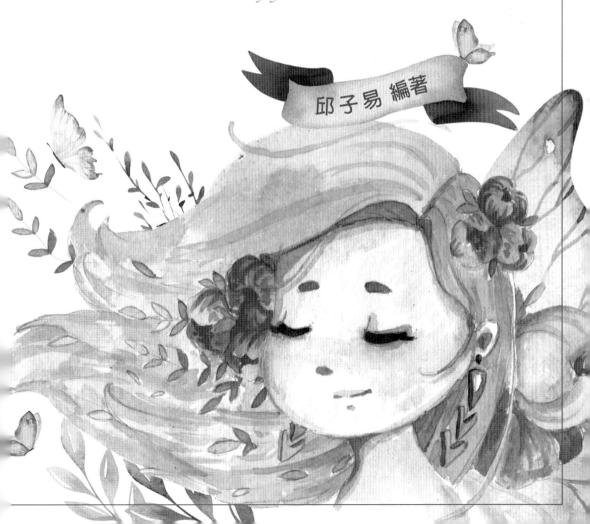

國家圖書館出版品預行編目資料

精靈的禮物：另類療法／邱子易編著.--初版.--
新北市：新文京開發出版股份有限公司, 2022.12
　　面；　公分
　　ISBN 978-986-430-892-7（平裝）

　　1.CST：另類療法

418.995　　　　　　　　　　　　111019038

精靈的禮物－另類療法　　　　（書號：B468）

編　著　者	邱子易
出　版　者	新文京開發出版股份有限公司
地　　　址	新北市中和區中山路二段 362 號 9 樓
電　　　話	(02) 2244-8188（代表號）
Ｆ　Ａ　Ｘ	(02) 2244-8189
郵　　　撥	1958730-2
初　　　版	西元 2022 年 12 月 15 日

法律顧問：蕭雄淋律師
ISBN　978-986-430-892-7

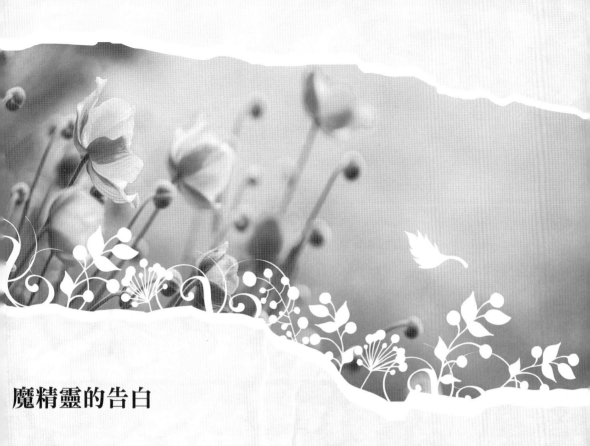

魔精靈的告白

　　我是鬽（φ ξ ω ξ），來自奇可 (ΨÏÇÖ) 星球，是奇可星球的魔精靈族。

　　魔精靈族到了 3 歲，就必須前往其他星球探險，而我選擇了地球；在地球的探險過程中，亦遇到許多在偶然機緣下路過或不小心掉入人類世界、同樣來自外星球的精靈、妖精和奇幻生物。在人類世界的生活，我透過觀察人類奇觀及訪問暫時居住在地球的奇幻朋友，發覺人類是非常奇特的種族，也總結出其他星球種族對於人類身心健康的建議，他們認為大部分人類的身體疾病，其實源自於靈魂深處，而內在本我相對地可以指引身體的問題，只是人類常常忽略或採取不理睬的態度，讓魔精靈族對人類的本質有所迷惘與不解。希望透過撰寫此書，能夠小小的協助人類，作為在地球短暫生活的回報，也期盼藉由此書讓外星球的朋友們能更加了解人類世界。

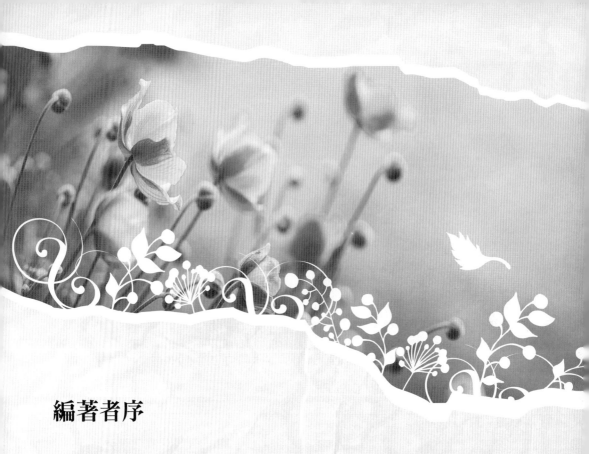

編著者序

正在閱讀此書的您，在這個新時代，您健康嗎？幸福嗎？

對於健康的定義，大多是採取世界衛生組織所述：「不只是身體沒有疾病，而是身心靈達到和諧」；而幸福的定義因人而異，若將幸福暫且解釋為心境平和、情緒穩定及保有愉悅的心情，由上述的兩種定義，您覺得自己健康嗎？幸福嗎？我想很多人無法回答「是」的，原因到底是什麼呢？為了解決問題，我們可以透過交流、研習、課程、書籍等，開始利用另類療法的練習，並拓展自我意識，經由簡單實作經驗，提供簡易操作來改善自我身心健康。

本書的最大特色在於另類療法，不同的療法有許多不同的技巧，筆者皆嘗試過且實際運用於學生及朋友身上，效果良好；因技巧需要時間的堆疊才能產生效果，對於另類療法有興趣的讀者，您可以慢慢摸索，一邊閱讀一邊練習，共同進入神奇的自我療癒旅程，亦祝願各位讀者，人生充滿健康與幸福。

邱子易 謹識

編著者簡介

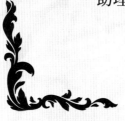

邱子易

學歷：美國紐約州立大學 賓漢
　　　頓分校 護理學 博士
現職：中臺科技大學 護理學系
　　　助理教授

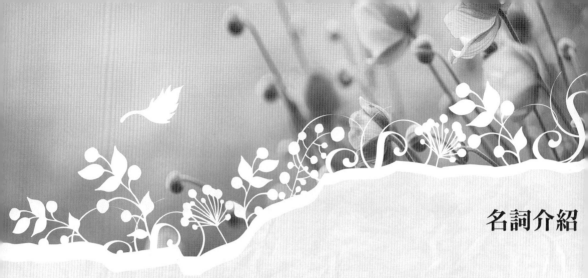

輔助療法 (Complementary Therapy) 與另類療法 (Alternative Therapy)

　　輔助療法與另類療法，已被歐美國家列入現今醫療專業人員在醫療專業知識學習上必修的課程之中，近年來，臺灣也陸續在課程設計上有較多元的涵蓋。新世代的我們面臨的疾病變化多端，在治療過程中，有時輔助或替代療法即扮演著重要角色；「輔助」指的是與傳統西方醫學同時使用，「替代」則是指取代傳統西方醫學，而所謂的輔助替代療法 (Complementary alternative medicine, CAM)，亦指除傳統醫學之外，未經科學實證有效或具安全性的治療醫學，如芳香療法便是屬於輔助替代療法的一種，此為一般對於輔助或另類療法的定義。但筆者認為，「未經科學實證有效或安全性的治療醫學」此話有待商榷，因許多的實證研究已證實另類療法的真實效果。

　　美國國家輔助及替代醫學中心 (National Center for Complementary and Integrative Health, NCCIH) 將輔助及另類療法大致分為五大類：

1.　另類醫學：另類療法體系的建立早於西方醫學體系，是理論與實踐並存的醫學。依 NCCIH 分類，東方的中醫體系被歸類於此，而西方則是順勢療法和自然療法，也包含如非西方醫學阿優斐達（Ayurveda，印地安的傳統藥草）及其他療法等。

2.　身心療法：身心療法是利用增強意志技巧來影響身體功能及症狀，精神科學已將身心療法納入，如今已成主流正規療法，例如支持團體於精神病房的應用。此外，身心療法也包括冥想、禱告或利用藝術療法、音樂療法、舞蹈療法等。

3. 依生物學為基礎的療法：此療法使用自然界的物質（藥草、食物、維他命等），如健康食品、藥草產品及自然療法。

4. 整骨術（整脊）、按摩療法。

5. 能量療法：利用能量磁場來作治療，包含兩大類：(1) 生物磁場療法，例如氣功、靈氣等；(2) 以生物電磁場為基礎的療法，如脈衝磁場、磁性磁場與電流磁場。

人物介紹

靜(ψξω§)：
來自奇可(ΨΪÇÒ)星球，
是奇可星球的魔精靈族。

阿里布達(Äéú₪)：
奇可星球的屋咕小矮人族族
長，是靜的好朋友，出現於
戲劇療法篇。擅長製作面具
及人類可以想像的任何能改
變形體的物品。

阿爾特(Æä÷Γ)：
海精靈族，出現於牌卡
療法篇。

阿布卡蘭(メミзç)：
來自亞特蘭提斯，出現於七脈
輪與色彩療法篇。與外界的生
命體以心電感應的方式溝通。

目 錄

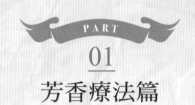

芳香療法篇

PART 02

戲劇療法篇

PART 03

牌卡療法篇

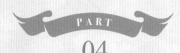

04

意念療法篇

05

藝術療法篇

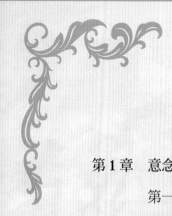

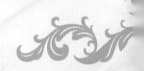

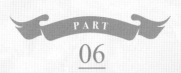

PART

06

七脈輪與色彩療法篇

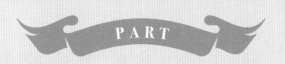

PART

01

芳香療法篇

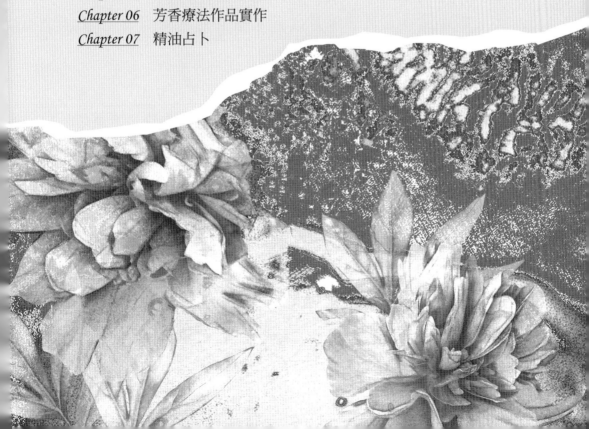

ψξω∫ 的芳療緣起

ψξω∫ 大約於地球年 2006 年開始接觸芳香療法、之後參與美國 NAHAI 及 NAHAII 認證課程，發現此療法是符合人類一直強調的科學學問，也是植物送給人類最好的禮物！在大學教書過程中也指導過研究生進行芳香療法的研究，閱讀許多文章及書籍，分享給對精油有興趣的您！

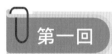 第一回　　**造訪芳香國度**

ψξω∫ 在奇可星球曾到芳香國度旅行，旅行過程中結識許多當地的花精靈仙子，以下與各位分享旅遊記事。

旅行雜記

　　芳香國度滿山樹木蔥蘢，春花燦爛，流水潺潺，林中霧氣嫋嫋，山石嶙峋，猶如秘境一般，ψξω∫ 旅行期間居住在一個半山腰所形成的洞穴，洞穴上撰刻著字體∩∪，詢問花精靈們後得知其意為「純靜」。洞穴一如其名，是個能夠讓精靈們心靈伸展的地方，集聚自然生機；洞穴還有個小管家─木木（‖‖）。穴中處處可見渾然天成的景致，繁花綠樹、溫泉怪石，露天的洞穴使得光線可從山頂照射下來，夜晚還可觀星辰日月。

　　洞穴外為滿山遍野水靈靈的花草及奇幻果實，此處的花精靈們擅長宇宙生之道，因此花草果類皆生長得較其他星球更加水靈；山坡上亦隨處可見花精靈們輕妙地蒐集種類數之不盡的花瓣、魔幻草植、奇幻果等，準備萃取其精粹液。ψξω∫ 接

受邀請，自由地在其中採集花草，而花精靈由自身的花苞中取出泛著熒光的寶囊，送給了 ψεω§，並告知在採集過程中有不懂的就問 ‖‖。‖‖ 是一個樹精靈，木腦袋上頂著幾片綠葉，是 ψεω§ 在此國度交到的第一位好朋友，他分享了許多自然植物的秘密，此次的書籍也邀請他與大家分享。

在某個特別的日子，ψεω§ 正在俯瞰波光粼粼的湖面，忽而盛開一朵朵彩色蓮花，巨大的彩蓮緩緩地朝著 ψεω§ 游來，盛開的蓮花露出裡頭斜臥的蓮花精靈—幻（🦋），她帶著七彩柔光的翅膀，與 ψεω§ 對視而笑，瞬息之間蓮花便整湖滿開，灼灼蓮花，彷彿漂浮著一顆顆白色的小絨球，又如同飛舞地蒲公英。🦋將蓮花投入水晶缽，水晶缽在蓮花精靈的美妙歌聲中，發出璀璨的彩光，只見缽內凝聚出彩色水珠，光滑圓潤，飄散著迷人的優雅香氣，在缽內歡快地滾來滾去，🦋將彩色水珠送給了 ψεω§，祝福身心靈的幸福。之後分享了彼此的生命經驗，珍惜生活中每一次遇見，成為長久陪伴的朋友。此次的書籍，🦋也分享了花精靈對人類的祝福。

🦋花植祝福

親愛的人們，在這裡與您相遇，祝福您生命的喜悅。在森林裡，因為相遇、因為分享，生命變得更有活力與意義。

第二回　　芳香療法簡介

芳香療法可追溯到數千年前，如埃及薰香的使用、屍體保存、印度在宗教或治療上使用大量香料，至於希臘羅馬則是利用芳香於保養、薰香及醫療。在科學的現代，精油是一種具有強大植物特性能量的天然療法，而芳香療法便是使用植物所萃取出的精油，來促進人們生理和心理健康的一種療法。

透過植物的各種部位（如花朵、果實、種子、根、木質等）使用不同的萃取方式，如蒸氣蒸餾法、壓榨法、脂吸法、溶劑萃取法等，便能得到眾多種類的精油。經溶劑萃取法萃取所得的物質，稱為原精；花朵類萃取可得花蠟及原精；樹脂類萃取則得樹脂原精。每種獨特的精油都有各自不同的化學結構，不同成分也同時影響其味道及功效。

　　精油的使用方法分為三大類，嗅吸、皮膚外用及口服，前兩者較常見，分別介紹如下：

1. **嗅吸**：一般多使用如水氧機、擴香儀和香氛產品等；精油嗅吸是藉由嗅覺的腦神經系統傳達訊息，達到控制血壓、呼吸、心跳、心理壓力、記憶及荷爾蒙協調等，影響神經、心理、生理與行為的效果。

2. **皮膚外用**：如精油的塗抹、按摩，或是泡澡等；精油搭配按摩可以透過皮膚快速吸收，更能促進身體的循環代謝、提高身體溫度，幫助排出滯留的體液與水分。

3. **口服**：口服的方式在人類世界要非常小心謹慎，因精油為濃度很高的物質，若不謹慎使用，極可能造成黏膜灼傷，甚至是中毒，故在 NAHA 美系芳療不建議內服，而德法系芳療更是將芳香療法納入醫療體系，需經由人類醫生開立處方。故應在合格芳療師的幫助指導下，再考慮是否適合口服精油，切勿自行服用。

小叮嚀

　　精油的使用濃度建議：

(1) 成年人：身體用油可在 1~3%、局部用油則可以到 3~5%，而臉部（包含頭皮）約 0.5~2%。

(2) 老人及十二歲以下的兒童：建議使用成人一半的濃度。年齡更小的孩童則不提倡使用精油，但可使用純露。

CHAPTER 02

精油／植物偏方 VS 身體問題

精油與植物種類多達數百種,且每種精油及植物都有其特性及屬性,可對應到不同的身心問題,無法一一列出,故下列僅分享 $\phi \xi \omega \S$ 常使用的精油,以及芳香療法實際操作。

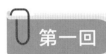 **第一回 與皮膚問題相關之精油介紹**

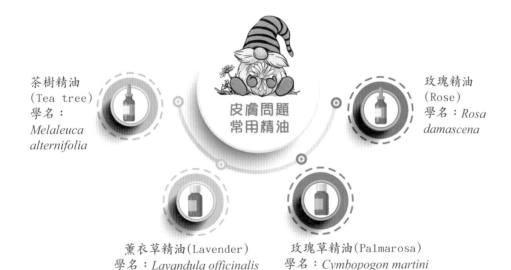

茶樹精油
(Tea tree)
學名:
Melaleuca alternifolia

玫瑰精油
(Rose)
學名:*Rosa damascena*

皮膚問題常用精油

薰衣草精油(Lavender)
學名:*Lavandula officinalis*

玫瑰草精油(Palmarosa)
學名:*Cymbopogon martini*

一、青春痘(面皰)／粉刺 (ACNE) 問題

(一)相關精油之特色及原理

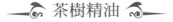
茶樹精油

茶樹精油為非常實用的精油,是 $\phi \xi \omega \S$ 最常用的精油之一;人們往往在免疫系統較為薄弱,許多研究顯示茶樹對於刺激免疫系統的效

果良好，且對於抗感染、抗黴菌亦有功效，特別是用來治療各種皮膚問題，但最重要的用途是幫助策動白血球，形成防禦線，協助身體縮短罹病時間，為強效的抗菌精油，同時，也可使身體排汗，將毒素排出體外。$\phi\xi\omega\S$常用的茶樹精油護膚方法如下：

(1) 在洗面乳或保濕霜中添加 1~2 滴茶樹精油，以加強清潔或抗菌功效。

(2) 在洗髮乳中添加 1~2 滴茶樹精油，以加強清潔頭皮功效。

(3) 少量茶樹精油直接塗抹於所需部位，如青春痘（面皰）患處。

(4) 將 1 滴茶樹精油滾塗於腋下，作為天然體香劑使用。

(5) 將 1 滴茶樹精油與 10 滴分餾椰子油混合，進行舒緩放鬆的按摩。

此外，對於複方精油的調配建議（基本調配請詳見第三章－調香），茶樹精油屬於草本和大地氣息，非常適合與具有活力與清新香的精油搭配，例如薄荷精油、尤加利精油、檸檬精油、檸檬尤加利精油等共同調合。當 $\phi\xi\omega\S$ 想要轉換清新氛圍時，茶樹精油是不二之選。

薰衣草精油

薰衣草精油是芳香療法中最廣為使用的精油，也是 $\phi\xi\omega\S$ 最愛用的精油之一；羅馬人會使用薰衣草精油來抗菌，常用它來泡澡及清潔傷口，其針對皮膚除了可以立即治療灼傷，也可處理瘀傷、凍傷、粉刺、皮膚炎與皮膚紅腫問題。

小故事

> 　　對於芳香療法有興趣的人們應該都知道人類的蓋特福賽醫師，他是芳香療法及薰衣草精油使用的先驅。某次實驗中他的手受到嚴重灼傷，當下緊急將手浸至身旁的桶中，桶內剛好裝滿薰衣草精油，他發現手竟然不再疼痛，灼傷也開始好轉，開啟了他使用與推廣芳香療法的契機。

　　印度人常使用玫瑰草精油做為抗感染及退燒的內服藥，是一種天然的消炎抗菌劑，對於皮膚的粉刺也很有療效。若想針對粉刺、疤痕及皺紋等問題做治療，可混合 5 毫升杏仁油及 3 滴玫瑰草精油，塗於面部按摩。此外，玫瑰草精油也可協助肌膚恢復濕潤狀態，刺激天然皮脂分泌，對乾燥皮膚有所助益。

（二）使用方法

　　下列有三種方法提供參考：

1. 以潔淨的手直接塗抹精油於面皰上；須注意茶樹精油與薰衣草精油是唯二可以直接塗抹於皮膚上的精油。

2. 薰衣草、玫瑰草、洋甘菊、橙花、苦橙葉等對於粉刺皆有良效。除了薰衣草及茶樹精油之外，其他精油可再搭配杏仁油、小麥胚芽油各 25 毫升及十滴上述的自選精油混合，塗抹於面部。

3. 每週約執行 1~3 次的精油蒸臉；若無蒸臉機，可在臉盆中倒入攝氏約 40 度之溫水，再滴入薰衣草、洋甘菊、苦橙葉各一滴，或者薰衣草及茶樹精油各兩滴，使面部與臉盆距離 > 30 公分，將毛巾覆蓋在頭上，包覆住頭部與臉盆，替代蒸臉機。

（三）芳香療法於皮膚其他應用

—⁂ 花草茶 ⁂—

　　是 φ ξ ω § 常用來保養皮膚的方式，例如用洋甘菊或玫瑰花泡茶，有美膚的作用；若針對粉刺，則可以飲用橙花與橙葉所泡製的茶，兩者皆屬天然的抗菌劑與鎮靜劑；薰衣草能夠讓皮脂腺分泌正常，故薰衣草茶可幫助穩定油性肌膚。

—⁂ 純露 ⁂—

　　薰衣草純露適用於油性肌膚的油脂分泌，是一種實用的皮膚保養。

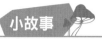

在 Dr. Henry Puget（亨利·普傑）的著書—《阿嬤的療法：法國醫生也愛用的居家護理小百科》中有列出一種植物偏方來治療面皰，將番茄切成薄片，敷在面皰處約 15 分鐘，再用高油脂洗面用品將面部洗淨，隔天則使用搓揉之酸模葉敷面皰，如此重複交替，數天則可消除面皰。其原理是因番茄含有大量的維生素 A、B_3、B_5、B_6、B_8 和 C 等，皆可預防感染，也同時具有癒合及抗毒的效果。

二、皮膚老化問題

自然的老化無可避免，但使用精油能夠減緩老化過程，促進皮膚細胞再生、皮膚潤澤，保持彈性及減少皺紋。

（一）相關精油之特色與原理

⌘ 玫瑰精油 ⌘

玫瑰精油在人類的世界是一種非常昂貴的精油，具有許多醫療屬性和諸多療效，臨床實驗曾用作溫和的軟便劑，在婦科亦有多種應用，如鎮定經前症候群和調節月經週期，更有研究顯示，於性功能和緩解性冷感、性無能等潛在緊張與壓力有所助益，對於不孕症實有幫助。此外，玫瑰精油能夠活化血液循環、降低心臟充血症狀及強化微血管，可保養心血管系統，故古羅馬人也曾利用玫瑰精油來改善偏頭痛。根據記載，玫瑰精油也被使用在酒精所造成的肝臟問題，能清除毒素及改善黃疸等，可謂用途非常廣泛的醫療精油。在改善皮膚方面，因玫瑰精油具有收斂特性，有助於平衡皮膚的水分含量；局部使用亦可減少皮膚瑕疵，促進膚色均勻，帶來健康的膚質。

（二）使用方法

1. 按摩：正常肌膚使用 50 毫升杏仁油或小麥胚芽油，敏感肌膚使用榛果油為基礎油，加入 8 滴適合的精油（表 1-1）混合儲存於深色玻璃瓶中，早晚按摩。

★ 表 1-1　精油選擇（依皮膚問題）

皮膚問題	適合的精油
乾性皮膚	玫瑰
皺紋	玫瑰、迷迭香
粉刺	橙花
微血管明顯	玫瑰、雪松
調和膚色	可採複方精油，配方建議如下：玫瑰 4 滴、橙花 3 滴、薰衣草 3 滴、玫瑰籽油 5 毫升、月見草油 5 毫升、甜杏仁油 10 毫升

2. 敷臉：針對老化肌膚，可以使用 30 毫升蜂蜜與 10 滴選用精油敷於臉上十分鐘，再用溫水洗淨，之後使用玫瑰純露及乳液。

> **小叮嚀**
>
> 　　針對老化皮膚護理，因草莓含有豐富礦物質及維生素，對皮膚可產生緊縮組織纖維的作用，故可將草莓壓碎，敷於乾淨肌膚上約半小時，再以溫水洗淨，能夠改善明亮度、皺紋及斑點。

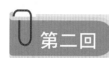
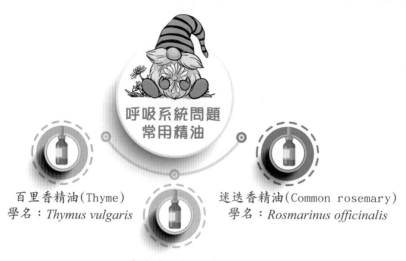

百里香精油(Thyme)
學名：*Thymus vulgaris*

迷迭香精油(Common rosemary)
學名：*Rosmarinus officinalis*

薄荷精油(Mint)
學名：*Mentha piperita*

（一）相關精油之特色與原理

～ 百里香精油 ～

在特洛伊戰爭故事中，是海倫的淚滴所生成，是一種強勁的精油，也是抗菌劑之一，能夠刺激白血球製造，有助於免疫系統及身體抵抗疾病，常用於強化肺臟，治療咳嗽、喉嚨痛、扁桃腺炎、喉炎、支氣管炎、止痰等；其製成的精油香皂亦可做為抗菌的清潔用品。針對皮膚，也具緩和濕疹、抑制落髮及頭皮屑的功能。此外，百里香草茶可助於緩解感冒症狀，也能舒緩憂鬱及疲倦情形，泡製方法為將15毫升百里香草葉置於600毫升熱水5分鐘，還可加入蜂蜜，增添風味。

～ 迷迭香精油 ～

具養肝、利尿效果，可用於風濕與呼吸道疾病；亦有強效抗菌作用，皮膚發癢時，以約10滴精油泡澡，能作為天然抗菌劑。其也有益於緩解精神及體力的疲勞，如飲用迷迭香草茶；在護髮上也有極大

功效，尤其可做為深色頭髮的潤絲精，使秀髮烏黑亮麗，若於洗髮精中加入幾滴精油，亦能改善頭皮屑與禿頭。

──◈ 薄荷精油 ◈──

薄荷為牙痛的治療元素，廣用於牙膏、漱口水和按摩霜等，若有牙齦紅腫或口腔潰瘍問題，可用 5 滴薄荷精油與 300 毫升開水漱口舒緩症狀。有調節與鎮定的作用，也適用於神經系統，噁心／嘔吐時可適時飲用薄荷茶（30 毫升新鮮薄荷葉或乾薄荷葉，置入 600 毫升滾水浸泡 5 分鐘，也可加入蜂蜜）。因具有消毒與抗菌的作用，薄荷腦亦是藥品中常見的心臟補劑、良好的清血劑。

使用薄荷精油須注意以下事項：(1) 勿使用未稀釋之薄荷精油；(2) 不單獨使用薄荷精油泡澡；(3) 勿單用薄荷精油塗抹全身，因薄荷腦會使人全身發冷產生危險；(4) 夜間較不適合使用薄荷，會不易入睡。

（二）使用方法

1. 咳嗽 (Coughing)
   (1) 香草茶：可飲用有化痰作用的香草茶，如薰衣草、薄荷、迷迭香、百里香及香蜂草。
   (2) 尤加利精油蒸氣。
   (3) 利用亞麻籽油滴入百里香精油敷於胸部。
   (4) 迷迭香葉泡白酒：一公升白酒（如 Chablis）中置入 200 公克切碎的迷迭香，小火加熱，勿煮滾，放入玻璃容器中數天後過濾，裝瓶加蓋即可飲用。

2. 口臭 (Halitosis)：選用白里香、薄荷、洋甘菊等一種精油，滴入 1 滴於一杯冷開水，製成漱口水漱口。

3. 喉嚨痛 (Sore throat)：引發喉嚨痛的原因很多，在此僅介紹一般性喉嚨痛的芳香療法應用。
   (1) 一杯開水中加入 1~2 滴選定精油（檸檬、迷迭香、茶樹、薑、丁香等），依喉嚨痛程度早晚漱口或增加次數至 5~6 次。
   (2) 檸檬精油蒸氣。

第三回　與腸胃系統問題相關之精油介紹

✿ 迷迭香精油 ✿

可用於緩解便祕 (Constipation)；使用方法為將 5 滴迷迭香精油與 10 毫升葡萄籽油於早晨做按摩，以順時鐘方向（升結腸－橫結腸－降結腸）按揉腹部 10 分鐘。

✿ 百里香、薄荷、月桂精油 ✿

可用於舒緩脹氣 (Flatulence)；使用方法如下：(1) 滴入 5 滴百里香精油於熱毛巾，熱敷腹部；(2) 以 5 滴薄荷精油與 10 毫升葡萄籽油按摩腹部；(3) 腹瀉產生的脹氣，可在食物中加入大量月桂精油，能抗潛伏細菌。

第四回　與身體綜合問題相關之精油介紹

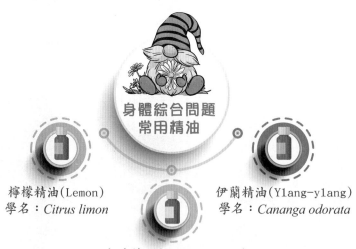

身體綜合問題常用精油

檸檬精油(Lemon)
學名：*Citrus limon*

伊蘭精油(Ylang-ylang)
學名：*Cananga odorata*

乳香精油(Frankincence)
學名：*Boswellia carteri*

（一）相關精油之特色與原理

☙ 檸檬精油 ❧

具有興奮、健胃、消脹氣、抗菌、殺菌、抗病毒之功效，可治療感冒、支氣管炎與喉炎等。適用於血管問題，如靜脈曲張、微血管破裂，也可消除經前症候群與失眠，一般人於失眠時常使用薰衣草精油，但不為人知的是檸檬精油亦有助於舒緩睡眠。此外，也常應用於美容用品，如毛孔收斂、美白、改善頭皮屑等。

☙ 乳香精油 ❧

在心理方面具有重要的心理與精神優勢，可鎮定及集中心神，能平息雜念與心靈，可用於治療心靈繁亂憂慮或雜念造成的心緒困擾；在身體方面，乳香精油具鎮定神經功效，與薰衣草、洋甘菊一樣有止痛作用，能治療風濕痛、痛經和上腹疼痛。此外，也含有抗黏膜炎與去痰特性，對於治療支氣管炎與氣喘有其功效。

☙ 伊蘭精油 ❧

在心理層面有助於情緒與感官再次連結，有穩定的存在；身體方面，有清除心燥熱作用，能減輕嚴重身心緊張導致的心悸、高血壓和心跳過速，也能夠鎮定神經系統，有助於增進睡眠。此外，伊蘭精油對於控制癲癇有其效果，還可作為糖尿病輔助療法及增進頭皮健康，預防掉髮。

（二）使用方法

1. 經前症候群：經期前七天早晚各喝一杯新鮮檸檬汁。

2. 痛經：以 5~8 滴檸檬精油及 20 毫升杏仁油混合後，順時針方向按摩腹部。

3. 喉嚨痛：純檸檬汁加熱水用於漱口。

4. 改善頭皮健康：將 5 滴檸檬精油或 3 滴伊蘭精油加入洗髮精中，預防掉髮。

5. 改善粗糙部位：以半顆新鮮檸檬按摩手肘色素沉著或粗硬處。

6. 呼吸系統阻塞：可將 2 滴乳香精油滴入 100 毫升熱水中，頭部覆蓋毛巾以吸嗅方式進行 5 分鐘。

7. 止痛：以 5 滴乳香精油及小麥胚芽油按摩。

8. 鎮定及集中心神：冥想時可用乳香精油薰香。

9. 緩和與放鬆：使用 5 滴伊蘭精油泡澡。

10. 心悸：於手帕上滴幾滴伊蘭精油深呼吸具有良好效果。

03 調 香

香氣，是一種頻率，人的五感包含視、聽、嗅、觸、味，香氛會讓人產生無限想像，使人與周圍的人事物產生共振及互動，故「香氛」可謂扮演著最佳輔助加分角色。

調香，是一種香氣藝術，除了對香調和氣味意境的了解，還須有創意以及注意香調的比例，「前」、「中」、「後」調互相配合，才會有理想的香氛產品。值得注意的是，精油是天然的產物，它的成分和氣味有如紅酒一般，會隨著氣候和生長地而有所不同，因此，即使為同一種植物，但不同品牌的「精油」或相同品牌但不同批次的精油，其成分和氣味亦有所不同。

調香的香調比例是有基本規則的，多數以 10 為比例總共的基準，例如最常用的「前」、「中」、「後」調比例是 7:2:1。雖說此為常用的黃金比例，但也可在這基礎上有其他變化，例如前調一般比例為 4~7；中調多數比例為 2~5；後調一般比例為 1 或 2。

但有些精油的氣味比較複雜，會出現「前－中調」和「中－後調」，例如穗花薰衣草精油有著草的清涼感的前調，也有著花香的中調；杉樹精油擁有針葉清新中調，也帶有杉樹後調的醇香。相信大家經過學習後，都可以成為自己的調香師！

前調 (Top note)

又稱前味、高音調；簡單來說，就是聞到的第一個味道，大約是 10~30 分鐘左右所散發出來的香氣，通常由較小的分子構成，含有最易揮發的芳香分子，具有激昂活潑的氣味。一般以柑橘果皮類精油為主，例如柑橘和檸檬香桃木精油。而果香、花香為常用的前調，其他尚有如薄荷、檸檬、佛手柑、快樂鼠尾草及薰衣草等。

━━ 中調 (Middle note) ━━

又稱中味、中音，是調香中最主要的香氛，在混合的配方中，會緊隨前調而出，約在 30~40 分鐘後會出現，可維持 1~2 小時；通常由較大的分子構成，氣味表現相對溫和。花香類是常用的中調，有時會有木香或是微量的辛辣香，和前調必須有很好的銜接，才能有整體的感受。一般以花類和草本類精油為主，其常用精油有玫瑰、依蘭、薰衣草、肉豆蔻、黑胡椒、天竺葵等。

━━ 後調 (Base note) ━━

又稱後味、低音或基調，擴香時約在 2~3 小時左右會出現，可維持 2 小時以上；是由最大的分子所構成，含有不易揮發的芳香分子，故通常後調使用的香氣，會是屬於逐漸轉化成淡淡餘味的味道，好似溫暖餘韻，一般以木類和根類精油為主，例如檀香和薑精油，而常使用的精油包含雪松、檀香、乳香、沒藥、麝香、琥珀等。

精油與五行的關係

　　宇宙萬事萬物都有其各自的氣運規律，大自然由五種能量—木、火、土、金、水所構成。五行相剋，金剋木、木剋土、土剋水、水剋火、火剋金；五行相生，金生水、水生木、木生火、火生土、土生金。隨著五個能量的盛衰，使得大自然產生變化，影響到人類的命運。浩瀚的宇宙隨時在釋放能量，若釋放的能量正是您所需要的磁場，便能讓身體健康。

❧ 五行特性 ❧

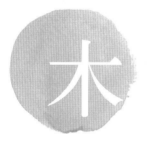

具有生長、升發、
條達舒暢等作用或
性質的事物

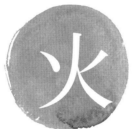

具有溫熱、升騰作用
或性質的事物

具有承載、生化、
受納作用的事物

具有清潔、肅降、
收斂作用的事物

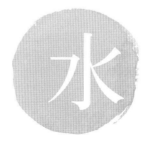

具有寒涼、滋潤、
向下運行的事物

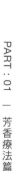

PART：01 ｜ 芳香療法篇

五行\項目	木	火	土	金	水
五味	酸味	苦味	甘味	辛味	鹹味
情緒	藏魂	藏神	藏意	藏魄	藏精
季節	春	夏	夏末	秋	冬
顏色	綠	紅	黃	白	黑／深藍
時辰	早晨	正午	下午	傍晚	夜晚
身體器官	肝／膽	心／心包	脾／胃	肺／大腸	腎／膀胱
表現	同情	愛	同理	崇敬	智慧
生命功能	進化／生長／適應	自我實現／理想／成就	具體化／滋養	演變／交換	生殖／存活
精油	洋甘菊、薰衣草、西柚、檸檬、薄荷、迷迭香、胡蘿蔔子、天竺葵、葡萄柚	伊蘭、肉桂、佛手柑、馬喬蓮、橙花、玫瑰（花、葉）、薰衣草、薄荷、尤加利	香根草、廣藿香、檀香、茉莉花、生薑、羅勒、迷迭香、肉豆蔻、茴香、菜子、洋甘菊、葡萄柚	桉樹、乳香、沒藥、松針、茶樹、香茅、茉莉、佛手柑、依蘭、檀香	柏木、天竺葵、快樂鼠尾草、玫瑰花、絲柏、松針、檀香、雲杉、杜松子
屬性精油特性	• 提升精神、解毒、改善血液品質，強化免疫功能，能舒暢筋骨 • 情緒處於憤怒時會傷及肝臟，木屬精油對膽、肝臟有改善平衡之功能，也有助於膽汁分泌，常使用木屬精油在一定程度上有助於預防膽結石	• 安定情緒、增強記憶力、改善自律神經系統，對小腸、心臟有改善平衡功能 • 情緒常處興奮狀態容易傷及心臟，使用火屬精油按摩身體具有養心安神，增加體能的作用	• 增強意志力，促進消化系統，可燃燒脂肪；對胃、脾臟有改善平衡功效 • 工作緊張，常處於思考狀態中容易傷及脾臟，使用土屬精油按摩身體，可調節脾胃平衡，活化思維，補充人體的精力與脊椎能量	• 增加果斷力、改善及強化呼吸系統，改善情緒 • 情緒處於悲傷、鬱悶中容易傷及肺臟，使用金屬精油按摩身體，可對大腸、肺臟有改善平衡作用，並增強大腦思維的果斷力和判斷能力，補充人體的精力與脊椎能量	• 增加智慧、改善生殖系統、促進乳房發育，對膀胱、腎臟有改善平衡之功能 • 情緒處於恐慌狀態容易傷及腎臟及生殖系統，水屬精油能改善情緒，增強自信；大部分水屬精油都具有利尿作用，因此在一定程度上有助於預防和排出腎結石

養生的建議

─ 🌱 春天的保養屬木 🌱 ─

適宜食用具養肝、疏肝理氣效果且益腎的食物，宜以綠色蔬菜水果為主，因含鐵、鎂、鈣、鉀、鋅的礦物質和維生素，為養肝重要之物質。

芳香精油按摩保養建議使用迷迭香精油、肉豆蔻精油手足保養，促進末梢神經循環。

─ 🌱 夏天的保養屬火 🌱 ─

夏天為陽氣最旺盛時節，飲食宜清淡、調整睡眠。

芳香精油按摩保養建議使用甜橙精油、迷迭香精油和羅勒精油，按摩淋巴驅除濕寒。

─ 🌱 夏末保養屬土 🌱 ─

重在養脾胃，調整陽氣、健脾和胃。

芳香精油按摩保養建議使用柑橘精油、雪松精油、萊姆精油腹宮保養。

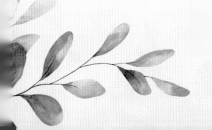

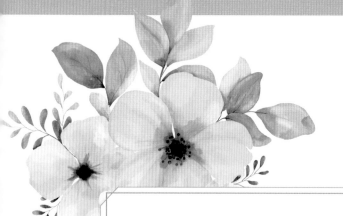

━━🐚 秋天保養屬金 🐚━━

　　預防「秋燥」。秋氣燥，易傷肺，肺氣不足造成大腸蠕動緩慢，導致便祕。

　　芳香精油按摩保養建議使用迷迭香精油、葡萄柚精油、杜松精油，使臟腑氣血平衡。

━━🐚 冬天保養屬水 🐚━━

　　要避寒、尋求溫暖，勿使肌膚頻繁接觸寒風，否則氣傷到腎，到了來年春天會有肌肉萎縮、骨頭酸疼的情形。

　　芳香精油按摩保養建議使用薰衣草精油、伊蘭精油、玫瑰精油按摩身體以疏通筋絡。

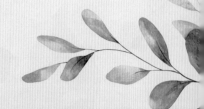

精靈的禮物—另類療法

芳香療法作品實作

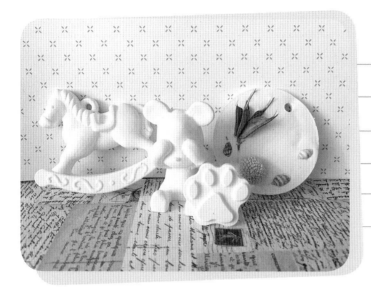

作品名稱：

擴香石

材料：

石膏粉、水：比例可以選擇 10：7（100 克石膏粉：70ml 水）或 3:2（30 克石膏粉：20ml 水）

矽膠模型、乾燥花、小貝殼、容器（透明容器較方便觀察顏色，如空飲料杯）

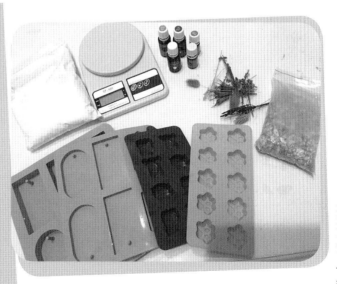

PART：01 ｜ 芳香療法篇

—☙ 作法 ☚—

1. 將石膏粉與水混合並攪拌均勻。注意攪拌時的力道，避免太用力，以免產生過多氣泡。

2. 將攪拌好的石膏水倒入模具中。建議先倒入一半，確定所有地方都填滿後，再將剩餘的石膏水倒入，並放慢動作以減少氣泡產生。若想製作彩色的擴香石，則先將專用顏料混合於水中，再加入石膏粉攪拌均勻。

3. 輕敲模具，將氣泡敲出。

4. 在未凝固之石膏上放置喜歡的乾燥花裝飾，等待凝固。凝固平均所需時間約 1~2 小時，實際時間與成品大小、水和石膏粉的比例有關。

5. 石膏呈現完全乾硬即可脫模；取出後用砂紙修飾磨平。

6. 注意事項

   (1) 當空氣濕度偏低時，擴香效果較不明顯，可先在擴香石表面噴水，再滴上 4~5 滴精油，即能加強擴香效果。

   (2) 若想更換精油香氣，可將擴香石浸泡在清水中約 2~3 小時，洗淨縫隙，日曬風乾後即可使用不同的精油。

   (3) 避免擴香石上殘留精油痕跡，可將精油滴在背面或側面，較不明顯。

精油占卜

精油存在於植物的各個部位，包括樹根、樹幹、樹皮、樹莖、樹葉、花、草、果實及其種子等，可再略分為九大類：根部、樹酯、花朵、果實、葉片、藥草、辛香、木頭、種子。簡易精油占卜即是於九大類精油中各挑選一種，選出最喜愛及最不喜愛的味道，進行自我分析，最喜愛的味道代表您的特性，最不喜愛的味道則是表示您所需要的或者所缺乏的。九大類精油的種類及特性介紹如下。

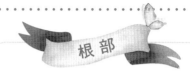

根部

代表： 沉著。

正向特質： 善良仁慈、沉著鎮靜、謙遜。

負向特質： 情緒化、鴕鳥心態、壓抑封閉。

精油： 薑／岩蘭草／穗甘松。

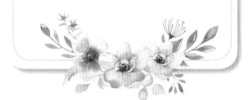

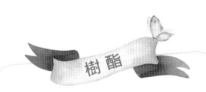

樹酯

代表： 平衡。

正向特質： 博學多聞、心志高尚、務實。

負向特質： 狹隘、吹毛求疵、輕率魯莽。

精油： 安息香／乳香／沒藥。

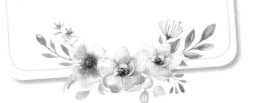

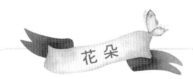

花朵

代表： 自信。

正向特質： 具吸引力、追求完美、信心滿滿。

負向特質： 善妒眼紅、迷戀權勢、乞求關注。

精油： 永久花／玫瑰／依蘭花朵。

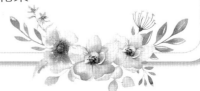

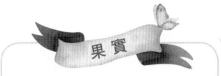

代表：純真。

正向特質：單純無心機、開朗好相處、值得信賴。

負向特質：喜怒形於色、自掃門前雪、過度謹慎。

精油：萊姆／甜橙／杜松果。

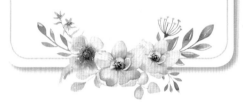

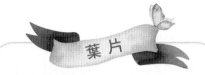

代表：思考。

正向特質：善解人意、見識不凡、具革命精神。

負向特質：偏執、過度敏感、充滿敵意。

精油：月桂／廣藿香／苦橙葉。

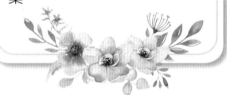

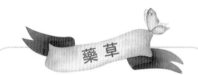

代表：距離。

正向特質：慷慨博愛、有同理心、樂於奉獻。

負向特質：情感勒索、好為人師、犧牲情節。

精油：天竺葵／甜馬鬱蘭／迷迭香。

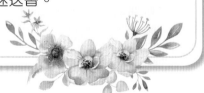

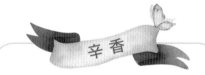

代表：熱情。

正向特質：活潑、聰明、熱愛生活。

負向特質：利用所有人、貪婪、自我。

精油：胡椒／肉桂。

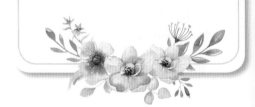

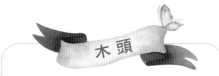

代表：堅持、支持。

正向特質：堅強、意志力、正直、智慧。

負向特質：掌控、苛刻、操縱。

精油：松柏／檜木。

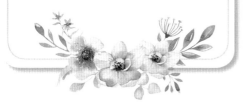

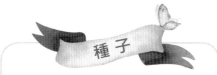

代表：深藏。

正向特質：創造、洞察。

負向特質：自閉、內向、懷才不遇。

精油：肉荳蔻／甜茴香／芫荽。

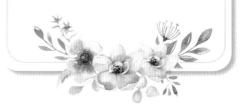

延伸閱讀

歐明秋、游銅錫、林麗雲 (2018)．精油化學（2版）．華杏。

蔡錦文 (2015)．調香手記：55種天然香料萃取實錄．本事文化。

鄧淼 (2018)．五行芳香療法全書．崧燁文化。

AnnellsAzusa (2017)．史上最簡單！精油調香聖經：日本首席大師教你平衡五大香階，新手、老手都能調出獨特、完美香氛！（丹野祥子譯；初版）．大樹林。（原著出版於2016）

Danielle Sade (2019)．精油．芳療．手作保養品應用全書：加拿大資深芳療師30年經典配方大公開，36種精油解析 x 105款潔顏、沐浴、保養天然配方（游卉庭譯；初版）．采實文化事業股份有限公司。（原著出版於2017）

GabrielMojay (2009)．花草能量芳香療法：融合陰陽五行發揮精油情緒調理的功效（陳麗芳譯；初版）．生命潛能。（原著出版於2000）

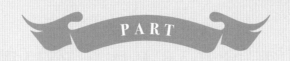

PART

02

戲劇療法篇

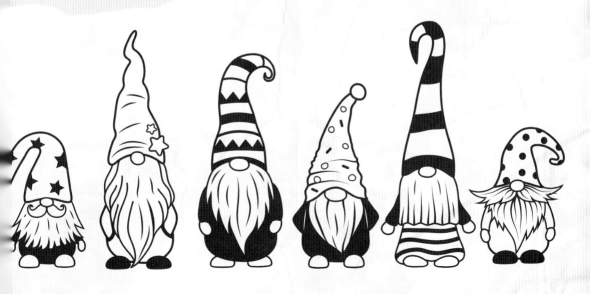

屋咕小矮人族：面具闡述

大家好，我是居住在奇可星球的阿里布達 (Äéúɲ)，是屋咕小矮人族的族長，也是 φξω§ 的好朋友。我們擅長製作面具及人類可以想像的任何能夠改變形體的物品，當 φξω§ 決定要到地球探險時，我送給她的禮物是一張人皮，使她能幻化成人類形體，融入地球生活。人類對未知世界的態度是既好奇又恐懼，φξω§ 可能被關起來研究了！而我所製造的人皮，可以隨著人類的時間有所變化，若有機會碰到她，可以取得她的同意，摸摸皮膚，定能理解我們屋咕小矮人族的工藝精湛之處！既然 φξω§ 邀請我針對人類世界提供一些看法與建議，我決定跟大家談談我所擅長的「面具」。

我常常到地球探視 φξω§，在旅行過程中發現了人類的奇怪與矛盾之處，人類無法真正地以自身的原貌生活，須在人生中扮演各種角色，如老師、學生、子女、父母、朋友，而 φξω§ 如今在人類世界正扮演著老師的角色，你們可能會發現她不同於一般人類的老師，這也許跟她來自其他星球有關。

人類的每一個角色，都有相對的劇本（通常符合社會期望和規範）、台詞（採用適當的語言）、場景（依據學校、企業公司、組織不同而轉換）和舞台（例如老師要講台），人類不希望讓別人看到自己獨處時的蠢樣，每個人幾乎都照表演出，以符合社會規範和旁人的期望，這使得人類無法隨心而行，若偶而表現地狂野奔放，可能會馬上受到指正，而某些例外的人，則會被社會視為反常，可能被捕獲，「矯正」去了。因此，人類常說：「人生如戲」，沒有彩排，戲裡有許多場景、許多身分，但主角卻只有一個。為了這部戲的延續和合理性，主角要不斷更換臉上的面具，以完成不同的角色任務，久而久之，這張取不下的面具，便成為你們的皮膚！

有位來自外星球的旅居者－榮格，是最早在人類世界提出人格面具 (Persona) 一詞的人，人格面具是以公眾道德為標準，以集體生活價值為基礎的表面人格，具有符號性和趨同性。隨著年齡的增長，認識的人越多，客體面具便會不斷增多，主體面具也相應地增多[註1]。人類的成長就是不斷形成新的人格面具的過程，人格面具越多，人格越豐富，越能適應各種不同的環境，順利地與各式各樣的人相處。

旅行雜記

　　因為擅長製作面具，到地球旅行時，我特別前往了義大利威尼斯，參加面具節嘉年華；關於威尼斯面具節的歷史眾說紛紜，最久遠的可追溯到西元 1162 年，那時威尼斯戰勝了阿奎萊亞宗主教，人們為慶祝勝利，便在聖馬可廣場舉辦派對，大家都戴上了面具。此外，最為人所熟悉的說法是 13 世紀時，面具為古歐洲人的普遍衣飾之一，特別是威尼斯人，他們為了隱藏身分而經常穿戴斗篷和面具，尤其常見於落難貴族和欠債的賭徒。直至西元 1979 年的四旬齋節，面具再次復活，信徒會在齋期十多天前開始嘉年華（因入齋期便要守禮節，不可喝酒吃肉玩樂），當時歐洲的社會階級觀念十分盛行，窮人和低下階層工種經常受打壓和歧視，不過每當嘉年華開始，人們便可透過面具隱藏真正身分，沒有任何社會差異，能夠毫無顧忌地一同玩樂，相互尊敬，體現社會大融合。

....

註 1：引自黃國勝 (2020)．隱藏的人格面具：「心靈整合之父」榮格帶你揭開內心的衝突，揭祕完美主義、討好型人格、焦慮、抑鬱等心理狀態的真正成因．時報出版。

阿里布達 (Äéú ∩) 有話說

　　一個能和自己調和的人，唯有當自發地、不按照本質空虛的劇本、沒有動機地、沒有偏好地行動時，人的行為才完整，而這種完整的行為，不會造業 (karma)，行動結束就結束了。要超越一個東西，必須經歷過它，不是繞過它[註2]；角色也是一樣，看著它，必要而且有幫助的時候用它，要使用知識，不要被知識用，用錢，不要被錢用。

　　要知道，面具戴久了會變成皮膚！會不小心丟失最真實的自我，無法找回，迷失在人生中。人類世界很大，大到屋咕族與你們一輩子都沒有機會相遇，有時候世界也很小，一抬頭便可看見對方的笑臉。因此，在有機會邂逅、有緣相處相愛時，應真心相待並且珍惜，因可能一轉身，此生便不復相見。

　　最後，我想以美國聯邦法院首席法官－約翰・羅伯茨在兒子的畢業典禮演講，當作屋咕族對於人類建議的結尾，唯有當人類覺得理所應該的規則被破壞之後，才會重新開始思考和珍惜擁有的一切，理解什麼是人生真正的幸福。在人類相對性的世界中，好事與壞事都一定會發生，至於是否能夠在你們認為的壞事中學習成長，端看是否能夠解開不幸背後的人生課題。願人類能夠不需要舞台，舞台就在自己內心。

《我祝你不幸且痛苦》

　　在未來的很多年中，我希望你被不公正地對待過，我希望你遭受背叛，我祝福你時常感受到孤獨，我祝福你人生旅途中時常運氣不佳，我祝福你被忽視，我祝福你遭受切膚之痛。被不公正地對待過，才能真正懂得公正的價值；遭受背叛，才領悟到忠誠的重要；感受到孤獨，才不會把朋友視為人生中的理所當然。

　　我希望你不時遭受厄運，才能體會機運也是人生的一部分，意識到概率和機遇在人生中扮演的角色，才能真正理解成功並不完全是命中注定，而別人的失敗也不是天經地義，當你失敗了被他人嘲笑，你才能懂得有風度的競爭精神的重要，當你感受到被忽視，才能了解傾聽他人的溫暖，只有遭受過切膚之痛，才能對他人感同身受，同情理解別人。

註2：引自 Osho (2020)．*奧修談覺察：品嘗自在合一的佛性滋味*（黃瓊瑩譯；初版）．
　　生命潛能。（原著初版於 2001）

精靈的禮物｜另類療法

02 戲劇療法介紹

CHAPTER

戲劇療法是以戲劇的象徵性表達，創作性結構（包含口語及肢體交流），藉著個人與群體關係認知自我。

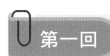

第一回　戲劇療法的對象

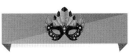

新移民
過度活躍症
情緒困擾學生
受虐或被忽略的兒童
專業發展／個人成長
經歷創傷後壓力失調

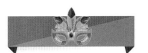

戒毒者
精神病人
慢性病人
自閉症者
飲食疾患

囚犯
問題青年
酒精或藥物濫用者

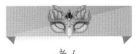

老人
失智
智能不足
無家可歸者

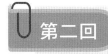

第二回　戲劇療法的程序

戲劇療法在程序上必須涵蓋暖身 (Warm-up)、動作 (Action) 與完結式 (Closure)。

一、暖身階段

　　幫助成員間互相認識、認識他人並融入團體、訂立並了解團體約定，以及建立團體小默契（如透過何種方式提醒彼此需專注於團體活動中等）。協助案主或治療團體達到適合於治療的環境與情緒。

　　肢體方面的暖身為指示成員移動身體的某部分，依次一部分，去體驗手指、手掌、手臂、肩膀等，身體健全的成員較無執行上的問題，但對於精神病人難度較高，雖然好的暖身活動須具有一點挑戰性，但不可讓成員感到焦慮。

小叮嚀

　　暖身的形式有很多，較常見為身體方面，例如放鬆運動；許多戲劇療法師會利用深呼吸、冥想等方式讓成員暖身，也可達到心靈在創作前的準備。有時暖身可以是想像的過程，如請成員閉眼，想像特定的景物，經過一連串的想像投射，成員的想像力即可達到暖身目的。想像力的暖身可經過口語指導或知覺感官的方法進行，在心理劇中常用的口述個人感覺及最近發生的事情，也是常被用作為暖身的方法。

二、主活動階段

　　幫助成員學習自我情緒表達的能力；成員可正確地分辨並說出自己真正的心情感受，協助成員適當地向他人表達當下感覺到的心情感受，如適當的表情、動作或是聲調等。

小叮嚀

　　主活動在戲劇上也可能是演出 (Action)，也就是真實戲劇表演。通常在暖身之後，大部分的戲劇主要由「衝突」所構成，如讓成員表演餐廳吃飯產生衝突、買衣服產生衝突、坐公車產生衝突等。在此階段治療師需要問自己，什麼樣的角色最能表現成員的外在衝突及內在緊張？或是什麼樣的角色最能激起成員的直覺、想像力及自然的部分，以協助人生可以正常前進。

三、完結式與離開角色

協助成員回顧與整合於團體歷程中自我所習得之情緒能力，並運用和實踐自我習得之情緒能力於成果展及日常生活中。

小叮嚀

結尾或完成並非絕對是在認知及語言表達的層次，若治療師帶領的團體屬於口語表達比較強的時候，口語表達及回饋可能較適當，但對於口語表達較不擅長的時候，應思考不同的方式，例如請成員以一種姿勢或動作表達目前的情緒。許多治療師在每次單元結束時會採用「儀式」的形式，例如在壁報紙上請成員描上手掌，代表活動完成。結尾對於個人或是團體皆非常重要，當團體中每個成員對於所扮演的角色有強烈認同，或是投射心理作用產生時，此階段就成為釐清劇中角色與真實生活不同的重要時段。

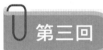 **第三回** 　**戲劇療法的技巧**

戲劇療法過程中所運用的技巧，約可分為下列幾大類。

一、心理劇方面

包含暖身活動、主角、輔角、替身、完結式、自傳式表演等。心理劇主要是在於「輔導自我」，輔導自我有多種類型，主要核心的輔助自我是所謂的重要他人，也就是心理劇主角的對手，往往是主角的兄弟姊妹、父母或配偶等。若輔助角色屬於較抽象的，例如魔鬼，則可透過舞步的姿勢或語言來表達。

角色互換也是心理劇常用的技巧，當扮演成員感到困難時，可讓其他成員轉換角色。其好處亦包含讓其他成員學習如何將不同角色扮演好。

二、戲劇性投射方面

包含小世界、視覺媒介、玩偶或傀儡、面具、說故事、劇本、劇場等。

—— 投射相關技巧及工具介紹 ——

1. 投射

是戲劇療法的一種方法；可藉由物品如洋娃娃、玩偶、面具等，在個案的各個層面產生投射作用，進行治療。在此階段，投射也可解釋為進入虛構與想像的實在世界的一種運作歷程，關注焦點是個案所扮演的角色人格或角色，而非這個人。

投射工具比較抽象，例如球、手套、鞋子等皆為無生命的物品，但在個案的想像中，這些東西蘊含生命；此類練習活動的目的在於刺激想像力，在戲劇療法中，運用物品的方式通常不那麼直接，過程中可以請個案帶自己喜歡或不喜歡的物品進行治療，也可將物品當作是某個特定故事中的道具，若個案對物品產生投射，治療師可請個案以此物品的觀點說一段故事，或是演出場景。

2. 照相

意為透過在照片上的投射，藉由認同、轉移及投射的歷程，使個案投入一種戲劇式的方法。運用照片或相簿是最直接的方式，是回憶或生命回顧的上好來源。生命回顧方式對於老人特別有價值，可透過此分享與照片有關的意象、形象、角色與故事，亦能再運用繪畫、音樂、動作配合進行治療。這些意象、角色與故事將會進一步成為表達的基礎。

3. 錄影

錄影不僅是種投射技術，也是戲劇療法常用的元素。在戲劇療法中，錄影可提供快速回饋自我知覺與自我分析，將戲劇療法活動期間拍成影帶並重新播放給個案閱覽，以作為後續自我知覺與情感討論、後續表演的基礎；錄影也可用來作為探索移情作用的議題，例如藉由攝影機與麥克風詢問個案：「對您來說，攝影機是誰？麥克風是誰？

給它取名字。」對個案而言，攝影機可以是個案生命中想念的角色，或者是具有毀滅力的東西，再運用過程中經由改變個案與攝影設備距離的遠近，達成平衡的狀態。

4. 面具

在戲劇療法中，面具擁有轉化作用特質。西方與非西方文化相同的是，祭典儀式中使用面具的目的，是作為與靈魂世界溝通、左右未來、扮演及釋放情感的手段。通常使用個案自己創作的面具，治療師可以請個案依照個人的某種兩難情境，或者多重角色的兩面表徵，協助其將面具創作出來，如此便能夠察覺出角色特質投射。

5. 化妝

在戲劇療法中，化妝與面具作用相同，皆為一種投射工具，可以隱藏個人的某些部分，不須將自己全部展現出來。化妝後，治療師會引導個案進入角色，探索角色的特質，執行語言與非語言的即興劇，最後建議團體個案可以拍下自己以總結活動，再卸妝回復平常的樣子，可讓個案分別回應角色經驗。

6. 洋娃娃

在遊戲治療情境中，治療師可利用代表家族角色的玩偶；使用玩偶與使用洋娃娃的優點並不相同，玩偶有許多可以移動的部分，能夠經由操作者直接賦予生命，但對於眼手協調障礙的人，則建議用洋娃娃，洋娃娃雖然不太能夠移動，但能藉由聲音、眼神或姿勢，亦可施以生命。戲劇療法過程中可嘗試讓個案採用不同的玩偶，例如指頭玩偶，或者大型可以套在掃帚的玩偶，抑或是讓個案自行製作。

7. 照片

治療師可以請個案選出兩張照片，一張是過去的場合，一張是現在的場合，在暖身活動階段請個案對每張照片中的自己，說出最喜歡與最不喜歡的事情，然後挑選一個人進行投射。治療師亦可請一個人選出一張照片，並擺出靜止的生命雕塑，利用治療空間中的物品及團體成員，再次重現照片。

三、戲劇性肢體表現方面

　　以創作性戲劇為主要活動，例如身體動作、身體轉換、想像、記憶、默劇等。可利用魔術電話遊戲讓學員體驗想像的練習，穿越「時間」與「空間」限制，提供於「虛幻」與「現實」之間能盡情地表達自己、聆聽別人內心世界的機會。

——🐚 活動變化 🐚——

1. 每個人打電話（想像找人轉接給團體中某位同學），須指出這位同學的特色、外型特徵、習慣或某些特別的語句及名言、貢獻等，再由被暗示的人自己坦承的回應電話，以此形式類推（重新打電話）。此活動可幫助團體彼此之互動及默契。

2. 打給一個超級無敵的人或威力很大的人，請這個人幫您解決任何無法解決的問題。

3. 打給曾在生活中出現，但可能已不在世上的動物、朋友或親人，說出心中想傾訴但沒有機會或時間說的話。

四、遊戲方面

　　如戲劇性遊戲、模仿、戲劇延伸、戲劇性扮演、發展性扮演等等。雕塑 (Sculpting) 為常被運用的戲劇療法技巧，它可以是一種情緒、一個角色或者一種關係，譬如是憂鬱的老人蜷縮在地板、一種驕傲的姿態，又或者是無奈的雕像。雕塑的過程是把心裡的感受或形象外化，透過外化、具體化，可以更有條理、更清晰地去了解訊息，甚至是發現被隱藏起來的訊息。

——🐚 活動變化 🐚——

1. 三個雕像

　　分別代表三個部分的個案；或者是做出一組雕像，代表家庭成員之間的關係；技巧可以非常廣泛地靈活運用。戲劇療法師也許會邀請個案替雕像加入台詞，也可能邀請成員和雕像說話，甚至透過角色反轉進行對話。

2. 連環鏡

透過反映，讓遊戲者意識到自我和自我與他人的結合，即「仿同」。治療師會以「全身鏡」操作，請兩人面對面，由一人當人、一人當鏡子模仿，目的是要能完全相同，因此，人的角色出動作須盡量緩慢，當感覺兩個人同步時，再逐漸增加速度、難度。延伸做法如下：

(1) 表情鏡：兩人面對面，只著重臉部表情的模仿，期望透過示範拋開矜持（重點在此），鼓勵成員動動面部肌肉，想辦法開發另一方！

(2) 配音鏡：一人先出動作，另一人配上音效，鼓勵成員作出特殊、非常態的動作，以誘發不同的聲音特質，並誘導學員做出沒做過的動作，配上任何音效都可以。

(3) 動作鏡：一人先出音效，另一人配上動作，鼓勵成員發出特殊音效，誘使對方作出非常態動作。

3. 注意事項

因為成員會害羞，故治療師應提供示範，透過模仿他們來增強自身功力及增加團員熱度，無形中可使成員越來越開放。此外，若進行的場地為機構，常有成員會使用助行器，需確保場地安全，預防跌倒。

(1) 模仿過程的重要因素：

　A. 要有模式作為仿同的對象；模式是指誘導的刺激，能引導出當事人適當的行為。

　B. 模式呈現之後，模仿的行為要在短暫時間內出現。成員們需要模仿另外組員的表情及姿勢。

　C. 模仿而習得的行為得到增強。模仿行為出現後即給予增強，會增加穩固行為。

(2) 實施仿同治療的原則：

　A. 基本的行為要求：在實施仿同治療時，基本條件是能對模式集中注意力，否則仿同治療不會成功。

B. 確定仿同的目標行為：治療前應先確定仿同的目標行為，在此階段，治療師先示範該如何進行仿同。

C. 安排仿同的步驟：將模式按步驟呈現（情境→集中注意→模式示範、說明→模仿行為→增強→記錄→重複練習→進行下一個步驟），呈現前應安排好次序，並且詳細說明呈現的方法，使當事人能正確模仿到 80% 的行為。

4. 迴轉台詞

強迫表達演出，可安全表達情緒並非自己當時情緒。目的是釋放學員對演戲的焦慮、誘發戲劇的技巧、為強烈情緒提供出口、強調關係與互動，用不同情緒來表演，由此可感受到學員的信任度。演繹「情緒」是戲劇中重要的工作，戲劇療法需要讓學員認識不同情緒的面向與強度，亦有機會演繹不同情緒，透過此項練習，學員除了認識如何演繹情緒外，亦能從中得到宣洩，並反思平日最常有的情緒，以及觀察表達及處理情緒的方式。治療師可安排時間讓學員在此練習後分享心情。

五、角色方面

包含角色分類、角色活動、角色離開、角色融合等。在戲劇療法中所扮演的角色創造通常以下列三種方式發生：

1. 扮成一個虛構的身分：可以是另一個人、一種動物或物品或一個抽象的特質等。

2. 扮演過去、現在、未來的自己。

3. 扮演自己特定的層面或特徵：例如一個功能角色，可以是女兒、父親或想要破壞生活這部分的我、公司下屬或想要離開這場域的我。

扮演角色可被視為一種能力，標示出某些社會和心理歷程的發展。包含和他人發展關係的能力及認同他人和他們情緒看法的能力，亦可標示出社會技巧、認知觀點理解及道德推理的發展。須注意的

是，個案進入角色是一個過程，可能受到許多因素影響，如專注時間、參與及情感投入層級、創意投入與技巧的高低、過去經驗、團體的凝聚等，若動力缺乏可能是因為個案的興趣缺乏或缺乏專注、技巧。

延伸閱讀

王榮德 (2007)．廿一世紀之健康照護效性評量：生活品質與生活品質調整後之存活分析．國立臺灣大學公共衛生學院楓城新聞與評論電子報。

洪光遠、李百齡、吳士宏、曾蕙瑜、吳芝儀 (2010)．戲劇治療：概念、理論與實務．心理。

洪素珍、呂旭亞、黃宗堅 (2009)．臺籍前慰安婦戲劇療法團體在情緒創傷處理之初探．台灣藝術治療學刊，1(2)，59-77。

陳凌軒 (2007)．雷妮・伊姆娜，美國戲劇治療之母．張老師月刊，352，10-13。

楊士儀、耀豐 (2010)．團隊凝聚力之初探．林瑞興、劉孟奇編著，2010年第三屆運動科學暨休閒遊憩管理學術研討會論文集．國立屏東教育大學。

劉淑慧 (1995)．實用運動心理問答．浩園文化。

Augusto, B. (2000)．《被壓迫者劇場》（賴淑雅譯；初版）．揚智。（原著出版於 1974）

Phil, J. (2002)．戲劇療法（洪素珍、楊大和、徐繼忠、郭玟伶譯；初版）．五南。（原著出版於 1996）

Renee, E. (2006)．從換幕到真實：戲劇療法的歷程、技巧與演出（陳凌軒譯；初版）．張老師。（原著出版於 1994）

Robert, J. L. (1998)．戲劇療法－概念、理論與實務（李百麟等譯；初版）．心理。（原著出版於 1994）

Carron, A. V. (1982). Cohesiveness in sport groups: Interpretations and considerations. *Journal of Sport psychology*, *4*(2).

Courtney, R. (1974). *Play, Drama and Thought*. Drama Book Specialists.

Eco, U. (1984). Mirrors. In *Semiotics and the Philosophy of Language* (pp. 80). Palgrave Macmillan UK.

Ekman, P. (1971). Universals and Cultural Differences in Facial Expressions of Emotion. In *Nebraska Symposium on Motivation*. University of Nebraska Press. Schwanenberg, E. (1974). Izard, CE: The Face of Emotion. New York (Appleton-Century-Crofts) 1971, 468 Seiten. *Psyche, 28*(9-10), 919-920.

Landy R. (1994). *Drama therapy, concepts, theories and practice*. Charles Thomas.

Landy, R. (1982). *Handbook of educational drama and theatre*. Greenwood.

Lewis, G. (1980). *The day of shining red*. Cambridge University Press.

Shaw, P. (1979). *Drama. Theatre and the Handicapped.* American Theatre Association.

Turner, V. (1969). *The Ritual Process.* Aldine.

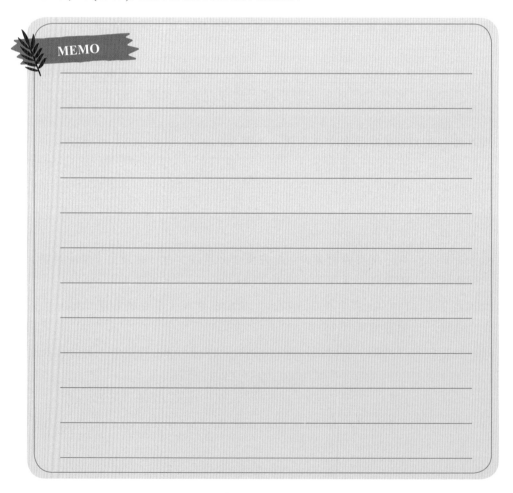

MEMO

精靈的禮物 — 另類療法

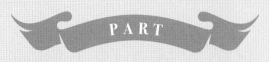

PART

03

牌卡療法篇

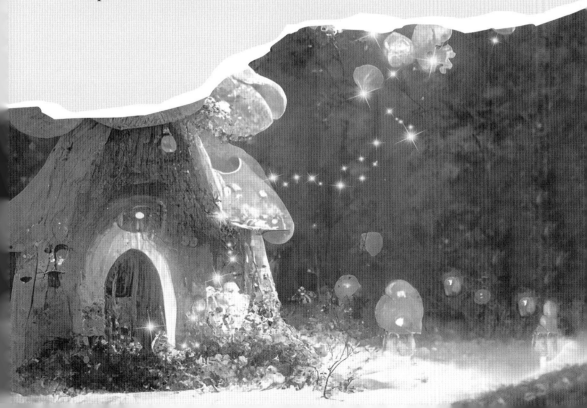

CHAPTER 01

海精靈族：牌卡闡述

　　酷卡酷卡（哈囉）！我是海精靈族的阿爾特 (Æä÷Γ)，與我的鄰居－奧修 OSHO (ÜΔΞζ) 是同族。自從他到地球旅行回來後，便常與我分享人類的趣聞，以及在地球各地的冒險經歷；而在旅行期間，奧修也提供了許多海精靈族對人類的建議，雖然目前人類世界還無法全部接受，但也許哪天就開竅了呢！聽聞 φξω § 想要出版一本書籍，贈予人類當成禮物，我也想盡一份心力，便毛遂自薦，希望透過奧修的故事，結合人類童話所演化的意涵，再次傳達海精靈族對人類的祝福。

　　一般塔羅牌為 78 張卡片，而奧修禪卡牌由 79 張卡片組成，多添加了 Master（師父）卡，其顯示了人們擺脫生與死的永恆循環（0~22 號牌從傻瓜到完成的旅程），並找到啟蒙過程中可以變成什麼樣子。閱讀本章之前，您可以做一個小占卜，在心中默想最近想要尋求解答的問題，然後在 0~22 中選擇一個號碼，若無任何問題，也可直接選擇一個號碼，單純地聽聽靈性想傳達什麼給您。占卜並無絕對的方式，但需要將心靜下來，將心與腦敞開，接受自己內心深處（內在小孩）的平靜，接受內在的指引，在牌卡占卜上，請「相信直覺」、「遵循內在指引」和「傾聽內心的聲音」。

　　自我覺察是需要練習的，若沒有經常自我覺察，可能會在處理事情上找不到方向，此時可以嘗試「抽牌卡」，但這並不是請您將抽牌卡當成唯一方向，而是借助此類的覺察過程，慢慢知道自己的內在感受，找到內心的方向感。由於牌卡種類眾多，本篇僅介紹三種牌卡，即奧修禪卡 0~22 張主牌、50 張 Whispers of the Ocean 海洋絮語神諭卡及內在小孩童話療癒大阿爾克納牌 0~21 張，並加以對照，以便更加了解人生旅程。

牌卡是一種工具，可用來展現您「已知」的；當您提問而抽牌時，它會直接反映出在此時無法認出或「不願意」承認的事實。然而，唯有透過超然的角度，不去判斷對與錯，才能開始完全經驗您的高度和深度。牌卡如同一面「鏡子」，能真實暴露事情真相，亦可以提供以下協助：(1) 探索及理解智慧當中所隱藏的法則，跨越三度空間，帶領人們領略生命深奧的意義；(2) 透過牌卡的圖像、符號、數字與故事原型，能反映靈魂旅程的獨特道路與命運；(3) 利用卡牌帶來指引工具，回看過去事件、釐清現存議題及打開未來大門。

　　洗牌和抽牌是另一個重要的儀式，通常來說多使用左手〔具有接受性（第六感的手）〕，因右腦負責控制和帶領左半邊的身體，因此，左手和掌管直覺和想像力的「右腦」更為一致，而右手則和理性、邏輯的「左腦」更有連結，若您的慣用手為左手，那麼則剛好相反。洗牌時可將牌卡想像為接受器，將能量傳輸進去，把自己的振動頻率帶入牌中，手放上牌卡上，將問題在心中複誦 1 或 3 次，讓內在反應來澄清外在的問題，牌卡會根據最深的期盼、願望和靈性需求，給予答覆；抽牌則是先將牌卡攤開呈扇形，牌面朝下，用左手選出牌卡，當您選好牌，請根據牌陣的位置一張張放好。您的潛意識會透過某種奧妙的方式，去引導整個洗牌和抽牌的過程，只須跟著感覺，敞開心房迎接神秘智慧殿堂的驚奇和喜悅。

牌卡介紹

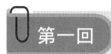

　　23 張主牌是以羅馬數字標示 (O~XXI)，代表著人類心靈旅程的核心和原始主題，而「師父」卡象徵超越，無編排號碼。

　　抽牌卡時，主牌出現是具有特殊意義的，被視為超越在所有的副牌之上，它會告訴您目前的情況，給您機會檢視個人心靈旅程的核心主題；若在抽牌、讀卡當中沒有抽到主牌，代表目前屬於過渡期，此階段無較大的人生戲上演，但這並不意味不重要，因為主牌沒有出現也是在告訴您：「這個也會經過」。或許您會覺得莫名其妙，這一陣子為什麼搞得如此混亂？反之，若有主牌出現，則意指您目前有些主要的改變在進行，更甚之，會出現多張主牌，讓您不知所措，此時可以選擇其中之一，挑選出有所打擊、並且清楚地傳達給您某種訊息的牌卡來作為讀卡的重點，以幫助了解目前所面臨的情況。

❧ Whispers of the Ocean 海洋絮語神諭卡 ❧

　　選擇分享此副 50 張以海洋生物為主題的牌卡，是因為 $\phi\,\xi\,\omega\,\S$ 非常喜歡地球的海洋；海洋能夠引發出許多人生哲理，人的生命實在太渺小了，人類應該多多學習海的多變和容納一切的力量，如經典電影《海上鋼琴師》，主角是在遠洋客輪上出生的孤兒，在海上練就極高超的琴藝，但幾經猶豫，終其一生不曾踏上陸地一步，他告訴好友：「海的呼喚就像某種強大的呼喊，告訴您生命是如此遼闊」；而另一部發人省思的電影，則是《靈魂急轉彎》，其中有則哲學故事：「有一天，小魚問老魚：『海洋在哪裡？我要去找它！』老魚回答：『海洋？您就在海洋當中了啊！』小魚：『不！這不是海洋！這是水！』

老魚：『我們一直都在其中，沒有離開。』」美麗的大海如此遼闊，好比慈祥的母親，包容也孕育了一切。

━━ 🐟 內在小孩童話療癒大阿爾克納牌 🐟 ━━

此牌卡能反映內在自我與外在變化的實相，其 22 張主牌是以羅馬數字標示 (O~XXI)，每張牌卡為一個童話故事，透過故事，使牌卡有開頭、經過與結尾，恰如每個人都有著自己的人生故事；當靈魂自願到達地球生活，一生中必然存在著挫折、否定與其他種種挑戰，直到最終完成此趟地球的旅程，您可以透過自身的解讀角度，創造並詮釋屬於您的完整故事。

★ 表 3-1 奧修禪卡主牌與內在小孩童話療癒大阿爾克納牌對照表

奧修禪卡			編號	內在小孩童話療癒大阿爾克納牌卡			
名稱	主題	元素		數字意義	童話故事	行星／星座	主題
傻瓜	回歸起始狀態	風	O	一切起始	小紅帽	天王星	內在小孩
存在	一切萬有	風	I	從空無中出一切	阿拉丁神燈	水星	孩童創意
內在的聲音	吸收內化	水	II	整合與消化	神仙教母	月亮	智慧守護者
創造力	對外歡欣	風／土	III	合作／溝通	鵝媽媽	金星	母親
叛逆者	不被束縛	火	IV	穩固基礎	國王的新衣	牡羊座	父親
空	無固定形式	土	V	外界互動	巫師	金牛座	點化者
愛人	流動的愛	風	VI	平衡和諧	糖果屋	雙子座	身體的結盟
覺知	清明的意識	水	VII	晉級	彼得潘	巨蟹座	情緒的結盟
勇氣	強韌生命力	火	VIII	無限大	美女與野獸	獅子座	心智的結盟

奧修禪卡			編號	內在小孩童話療癒大阿爾克納牌卡			
名稱	主題	元素		數字意義	童話故事	行星／星座	主題
單獨	享受自我／包容一切	土	IX	轉化／臨界點	白雪公主	處女座	靈性的結盟
改變	不怕改變	火	X	圓滿／完成	愛麗絲夢遊仙境	木星	生命之鑰
突破	邁向下階段	風	XI	新的週期	點石成金	天秤座	宇宙平衡
新的洞見	破繭而出	水	XII	整體的奧秘	傑克與魔豆	海王星	犧牲（讓犧牲變得神聖）
蛻變	徹底改變	水	XIII	破壞／干擾	睡美人	天蠍座	死亡／沉睡
整合	對立交流	火	XIV	更高的自我意識	守護天使	射手座	保護（高我）
制約	心的制約	土	XV	自我領導欲	大野狼	魔羯座	陰暗面的我
雷電	迎頭痛擊	火	XVI	學習／累積經驗	長髮公主	火星	淨化
寧靜	休息／充電	風	XVII	將要成就	星願	水瓶座	內在靈魂
前世	過去經驗影響	水	XVIII	單獨／現實／轉化	灰姑娘	雙魚座	夢想
天真	淡然	火	XIX	新的階段開始	黃磚路	太陽	宇宙的我
超越幻象	穿透情緒語言與迷障	水／火	XX	二元性激盪	三隻小豬	冥王星	再次投生的召喚
完成	探索永無終點	土	XXI	創造新事物	大地之子	土星	孕育新生命
師父	如實接受眼前一切	水	XXII	─			

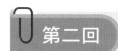

有 56 張牌，可分為四大類，分別代表著四種元素：(1)「水」：使用藍色方塊；(2)「火」：使用紅色；(3)「雲」：以灰色表示；(4)「彩虹」：以七彩顏色表示。

1.　「水」組牌

代表塔羅的「杯子」，象徵人生情感或情緒面，比「火」更具女性化和有接受性的能量。

2.　「火」組牌

「火」較屬於男性化和外向的能量，如同傳統塔羅牌的「魔杖」，代表行動和反應的層面，使我們進入情況並再度走出名的能量。當我們遵循內在真實的感覺，而不是頭腦或情緒時，就會產生出此種能量。

3.　「雲」組牌

被選擇來代表「劍」，在傳統上屬於「空氣」，代表頭腦。頭腦本質如同雲一般，會阻礙光線，使周遭風景變得暗淡，阻止人們無法按照事情本然真實的樣子來看待，但雲也有不容忽視的另一面，雲會變化、會來來去去，因此，抽到時也表示不須將事情看得太嚴肅。

4.　「彩虹」組牌

用來代表塔羅的「圓盤」，代表「地」的元素，在傳統上意味人生的實際面和物質面，是一個完整能量的連續。天堂並不是某個高掛在天空的遙遠地方，而是此時此地等待您去發現的真相，因此，擺在眼前的是要去發現的旅程，從錯誤中學習，您是不可能走錯的。

內在小孩童話療癒小阿爾克納牌

由 4 組牌卡組成 56 張牌，分別是神奇魔杖、真理寶劍、飛翔之心及大地水晶。每張小牌都有著一個故事，能夠幫助人們在自我探索這條道路上，有更多啟示。

牌陣介紹

以下 5 種牌陣是針對初學者較容易解牌之牌陣，當熟悉牌卡之後，便能創出屬於自己的牌陣！

1. 單張牌：作為進入人和情況的洞見，或者當天靜心冥想的主題。

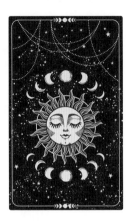

2. 三張牌：對於事情的過去、現在、未來進行解析。

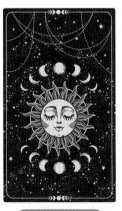 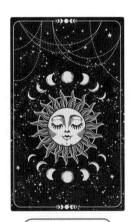 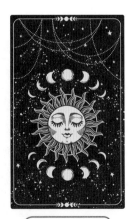

過去　　　　　　　現在　　　　　　　未來

3. 三位牌陣 (Trinity)：由簡單的「過去－現在－未來」發展出來的
   版本，使用到 3 張牌，對於事情的過去、現在、未來進行解析。
   數字 3 與聚合、創意、喜悅和神性啟發有關，選出 3 張牌，分別
   代表第一間房子（過去）、轉角（現在）和轉角後面的房子（未
   來）。此牌陣能讓您依照時間的先後順序來評估情況，也幫助您
   理解您的每一個舉動，都會創造出相應的反應，最終需要獲得解
   決，以豐富而充滿啟發的方式，來整合身心靈三個層面。

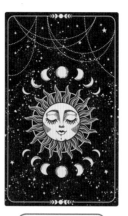

未來

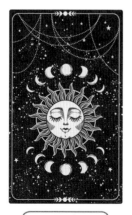

過去

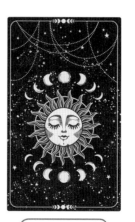

現在

4. 身心靈牌陣：作為您目前身體、心理、靈性的現況與建議。

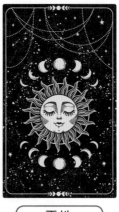

靈性

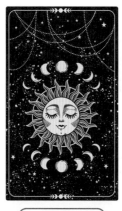

身體

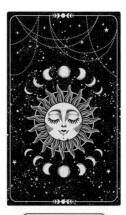

心理

5. 跟別人的關連：能很快地看出
   與他人的關連，如老闆、愛
   人、朋友、兄弟姊妹或父母
   等。

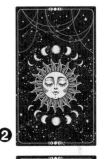

說明：

1： 您以及您在當下這個關連中，
   作出什麼樣的貢獻
2： 別人對這個關連提供了什麼
3： 綜合的能量
4： 洞見（彼此關係的功課，是重
   要的解牌地方喔）

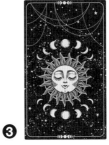

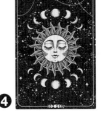

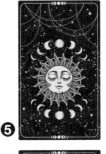

6. 鑽石排列法：使您在某一個問
   題上變得更清晰且有幫助。

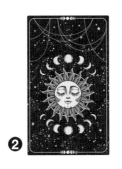

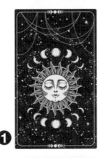 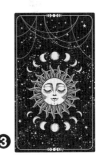

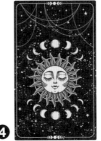

說明：

1：問題
2：您看不到的內在影響
3：您所知道的外在影響
4：解決問題所需要的
5：答案─了解

04

奧修禪卡談生命

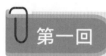

第一回 **0~22 主牌卡解析**

❧ 0 傻瓜 ❧

傻瓜編號 0，等同於無編號，將其放在第一張表示旅程的開始。此牌隱含著無限可能，0 就是完整的圓，如同白紙，是好是壞都是未定之數。傻瓜不會試圖在周圍創造出知識的牆，不論什麼樣的經驗來到身上，讓它發生，然後拋掉，清理您的頭腦、捨棄過去，讓您能夠停留在此時此地，就像是初生的嬰孩[註1]。

此牌卡代表只要認為對的事情，做就對了！讓外在事物回歸到單純的境界，朝著自己的理想邁進，勇敢冒險；當一個單純的傻瓜，摒棄一切，活在當下，不必在乎別人的看法。

 阿爾特 (Æä÷Г) 有話說

傻瓜代表超乎常人想像及理解之外；人類被「已知」框架住，用以解釋所有事物，使得新的可能性在這之中被消滅。人類一直依照舊有模式來應對外界事物，導致看不清楚事情真實的原貌，請拋下頭腦帶來的設限，讓自我完全展開，傻瓜可以從新的地方開始，所有的失敗與成功經驗都是生命過程的經歷，這些經歷使人完整，因此，勇敢的去接受自己「知道」意外的事物吧！才能更加成長與浩瀚！

....
註 1：引自奧修禪卡。

⟬ 1 存在 Existence ⟭

　　這張牌卡代表我們有時會找不到自身的存在感，也代表現階段容易找不到存在價值，甚至懷疑自我活在世上的意義，您需要體悟「生命最大的喜悅與榮耀是存在，也就是當前的體驗與愛的展現，存在與愛是有關連的，生命的最高願望是將存在轉化成行動的愛！」此外，這張牌卡也傳遞了「家」並不是存在於外在世界的實質地方，而是內在放鬆和接受；家並不是特定的地方，人類很容易忘記這點，因為多數人每天僅汲汲營營地追求人生，並只相信必須去奮鬥和抗爭，才能夠得到需要的或想要的，例如金錢、名利、物質等。

 阿爾特 (Æä÷ㄏ) 有話說

　　以宇宙真理來看，人類跟整個存在分開的感覺，只是一種幻象，而所有的外在也是幻象；人類若能單純的做自己，即可透過自身經驗認識自己，實現最高的理念。

⟬ 2 內在的聲音 ⟭

　　透過這張牌卡，可提醒人類去追求心中的寧靜。抽到這張牌卡，表示外在的聲音很多，可能會左右自身的決定或方向，提醒您要順從心裡的話，在面臨抉擇時，順著內在感覺去做，傾聽內心的聲音，不要嚴肅地看待生活，即可做出正確選擇。

 阿爾特 (Æä÷ㄏ) 有話說

　　此牌的靈性解釋是傳遞真理的概念，真理是什麼？聖者有言：「宇宙運行法則是真理，因果律是真理，常與無常是真理，一體是真理，生命生生不息是真理。」宇宙只有一體的靈性，稱為源頭，若您在內在找到真理、找到源頭，那麼真理便可透過您來運作。當您睜開眼睛，那是真理（真我）在睜開它的眼睛；當您閉起眼睛，那是真理（真我）在閉起它的眼睛。所有生活的體驗就是在反映此時此地的您！

創造者分為兩種，一種是創造出美麗的作品，一種是將自己當成作品去創造充實，這張牌卡代表的意義如下：

(1) 說明過去所有一切的發生，幾乎都是自身所創造出來的，每個起心動念，都創建了現實的發生；創造一件事，不是由於做為，而是腦內非常多的細小聲音。奧修在旅行期間發現，人類腦中常常出現奇怪的意念，例如我是一個不值得被愛的人、我是討人厭的，沒人愛我、我不被重視等，而這些聲音，進一步成為意念，形成信念，不知不覺自己便創造出如此的環境，且生活於其中。

(2) 說明您有能力可以重新創造自己想要的生活，但不是用過去的心態「逃離」去創造，而是自己想清楚要的人生是什麼。

(3) 提醒每個來到世界的人，都帶著特定的命運，有些事需要完成、有些訊息必須被傳遞、有些工作必須被完成。您在這裡不是一場意外，是有目的、有意義的，整個存在想要透過您做些事[註2]。

(4) 提醒人是無法預測的。人總是在一種敞開狀態，潛藏著潛力；許多門是敞開的，且每一步都有無數的選擇，而您必須選擇、必須感覺。

 阿爾特 (Æä÷ㄏ) 有話說

創造力就是愛任何您在做的事，享受並慶祝它，就像是一份「存在」的禮物！這價值是內在的！在相對性物質世界裡，您可以創造您所希望的富裕，其重要的認知是，在物質界裡創造富裕的能力，源自於自性的無限真實創造力，當人們明白您是誰，創造力的表現方式將會非常不同；若真心希望擁有某種東西，可把它視為您在物質界裡的一種體驗。

....

註2：引自 OSHO (2014)．*奧修談創造力：釋放你的內在力量*（莎薇塔譯；初版）．生命潛能。（原著出版於 1999）

運用創造力獲得想要的東西時，在物質意識中被創造的事物並不具有價值，但若能創造、顯現具體事物，以及在創造與本性的真實展現有相通之處時，事物便具有價值。

☙ 4 叛逆者 The Rebel ❧

叛逆者激勵我們，要有足夠的勇氣去成為自己，並按照真理來生活[註1]。

這張牌卡代表的是「想要做自己」；自我探索是一連串永無止盡的旅程，好比學習。我們海精靈族、人類、魔妖精族及所有宇宙種族，皆在探索及認識自己！探索的旅程中，可能會因為某件事讓我們擁有新的體驗，自此更發現、也更了解自己，因此，不要輕易定位、畫地自限框住自身，只會說：「我就是怎麼樣的人。」

認識自己的過程中，每個時期都有可能呈現不同於以往的您，故在人生每個階段，會出現不同的心態跟樣貌，之前是如何，現在可能有所差異，未來更不會與現在一樣，閱讀此書後，也許您的人生觀、價值觀、生命中的順位皆可能有新的調整，您或許會開始思考真正適合自己的工作或者感情會是什麼樣，抑或是在過程中覺察依賴他人的自己，也可以很勇敢。

 阿爾特 (Æä÷ㄏ) 有話說

人生是否叛逆過呢？真正的叛逆者是超越與蛻變，飛向更高的天際，對自我擁有全然的自主權，追隨火的明燈，展現無畏的勇氣，打破舊有的迷障，不斷地更新自己，日日作新民。Æä÷ㄏ 提醒您，許多人類會到其他環境，嘴上說尋找自我，但其實是逃離與逃避！必須認清自己想要的是什麼，才能真正做自己。

☙ 5 空 No-Thingness ❧

這張牌卡代表沒有任何的答案，未來發展尚無解答，給予的建議是遇到什麼就去經歷什麼，感情也是順其自然，一切隨緣而走，不以過去經驗判斷結果，因「空」讓您無從判斷。

「空」並非什麼都沒有，它是所有的一切、是潛力，絕對的潛能註1。人類的恐懼、害怕與擔憂，皆來自於臆測跟想像，讓您掉入負面深淵，例如擔憂明天的會議、後天的考試、如果換工作會如何等，此類的思緒都是自己創造出來的憂慮及痛苦。「空」也是每個片段跟片段間的連結，您是否有以下經驗？前方有輛慢車擋住了您，因此焦慮感油然而生，甚至憤怒感上升，或因此馬上按喇叭、口中謾罵並急著超車？人類有很大部分的人生是緊湊、著急、焦慮的，奧修禪卡的主牌是從傻瓜到完成的旅程，心境上的差異會影響整趟旅程的精彩程度，如以上述行車的經驗為例，前方的慢車駕駛也許剛遭受人生巨變，而您為了這件事，可能會破壞與家人或情人的歡樂旅程。人們應嘗試體悟，懂得停頓才能夠從容，同時亦是重新整理自己的契機，讓您「覺察」的時機。

 阿爾特 (Æä÷ㄏ) 有話說

　　許多人之所以會害怕處於「空」當中，是因人無法處在「當下」，因為頭腦和思想往往將人們帶往過去與未來，無意識中會去思考過去如何，以及對未來的預期跟想像，也正是如此會對過去產生無可奈何的想法和對未來茫然，並感到害怕，若能夠活在「當下」、體驗「當下」、創造「當下」，勿讓頭腦有任何想法產生，那麼，單純地處在黑暗中，其實跟處在客廳是沒有差別的。藉由「空」，可讓您體悟您是充沛的存在，您的靈性一切萬有。

✿ 6 愛人 The Lovers ✿

　　這張牌卡告訴人們對於愛要帶有覺知和警覺，並加上靜心的品質。每個出現在自己面前的人，都是一面鏡子，能反映出內在深層自己看不到的部分，如果愛成為一種慈悲，那就會超越愛的另一種關於慾求的層次。

阿爾特 (Æä÷厂) 有話說

Æä÷厂 發現人們占卜最常問的就是感情，這張牌卡是感情牌，主要提醒情侶及婚姻伴侶在生活中應把對方當作鏡子，時常反省自己，從鏡子裡找到自身的不足，並及時加以改正；這面鏡子應是積極地透過對方來發現自身問題，而不是發現缺點，對另一半加以指責、埋怨。大部分人類是自私的，以自我為中心，總想著如何才能把對方變成自己想要的樣子，故很少透過伴侶的不足來反省自身，Æä÷厂 建議，人族可以在關係相處中學習，當伴侶不信任您或產生質疑時，應先省視自己對人事物的態度與行為是否有不妥之處；當伴侶不高興時，觀察自己是否因忙碌而對其關心太少等，若不將對方當作鏡子反射自身問題，問題會周而復始，雪球般地越滾越大，原本一體的兩人最終以分開收場，成為最熟悉的陌生人。

這張牌卡亦代表著「關係魔鏡」，與別人相處的過程中，只有懷著一顆謙卑的心，通過魔鏡才能清晰看見問題。

此書主要作者 ψξω§ 是魔妖精族，對於魔法及魔鏡有興趣的人，可以再偷偷問她唷。

來自贏 (ψξω§) 的延伸思考

聖者云：「靈性追求的是『凡能對愛的最高感受』」，這是靈性的願望及目的；靈性追求感受，靈性想要感受自己，在自己的經驗裡認識自己。愛不受形式限制，愛即使變成任何形式，都不會改變愛的本質[註3]。人的一生有很多情境與愛有關，如深愛彼此的情人，卻不適合，努力過後問題依然難解，如果可以因為愛對方，希望對方能夠獲得更大的幸福，放手也屬一門深奧地愛的學問。

親人、寵物離世，雖然悲痛，仍需好好地過日子，若將這份愛存在心中，持續影響剩下的人生，那便是愛的效力。愛不會因為不存物質世界就消失，愛的影響無遠弗屆，因為愛沒有渴求，不求的愛最純真！

....

註3：引自天空為限 (2013)．奧修禪卡占卜書：以塔羅元素為綱，貫穿靈性與現實兩層面的終極占卜．橡實文化。

　　這張牌卡代表的是內在深處只是一個觀照，它永遠寧靜、覺知和不變。聖者曾言：「智慧是直接自內心覺知，是一切真理最直接的來源，越讓意識單純，智慧越能展現，頭腦意識通常會帶給人混沌感。」人類被過去的記憶和未來的投射嚴重影響，一旦開始拋棄頭腦意識、拋棄過去所累積的灰塵，覺知便將引領我們。而覺知如何降臨？您需要傾聽內在的聲音和心靈的觸動，當追尋自己最高的真實時，智慧之聲會自動到來，而智慧便是讓自己掌握每個意念，讓生命在通達的覺知不斷做新民，人生的目的即是認識自己，走向自覺的道路！

阿爾特 (Æä÷ㄏ) 有話說

　　宇宙大我是一切萬有，是無法被顯現出來的本體，一切創造物皆從它而來，是整個宇宙井然有序的連結鍵。宇宙大我本就如如不動的存在著，沒有落入時間、空間、生死的旋渦裡，不生不滅、不增不減、不垢不淨，也就是本性。您的心也是如如不動，是光明俱足一切的如來自性，然而一念不覺，心生萬法、萬物。對本性沒有覺知的人，意識就會停滯在身體和心靈之間，封閉宇宙流動，困於疾病、壓力和痛苦的旋渦中，只因妄想執著暫時被蒙蔽。靜心是基本的功課，開啟傾聽連接宇宙大我超能量，不僅是肉體的存在，更是充滿真理、愛、智慧與安靜的靈性存在。

　　每當意念起伏時，覺察它，放下它，向內看；內在智慧會引導正確的道路，相信一切都是上天最好的安排，與宇宙大我合而為一。請記得，愛與智慧充滿著我，我與宇宙萬物本為一體，上天正透過我和萬事萬物不斷地傳達愛、顯現愛！最終我們會實際發現不是要充滿愛，我們就是愛！我們充滿整個宇宙，宇宙也充滿著我們！我們不是要靠近上帝，我們就在上帝之中！

　　我在人類的身分是一位教師，曾教導過學生如何在日常生活中覺知，在此和您分享。以最簡單的方式為例──走路，去感受腳趾踩在地面的每一步，或是踩在水灘、踩在落葉上的感覺，當腦袋要您慢下來感受時，身體即會下達指令，加強全身的五感，於是我們便能夠知悉踩到不同形體的各種感受、耳畔能夠知曉微微清風吹過髮梢或注意到樹上的鳥兒鳴叫，因此發現原來帶著覺知的漫步，是件享受的事情。修行是融入生活脈動的行為，人類應該帶著覺知融入生活，體驗世界的美好！

─⁓ 8 勇氣 Courage ⁓─

　　種子飄到了岩石上，在險惡的環境下它努力讓自己開花，我們看到的是美麗的花，但卻看不見之前的飽經風霜；這張卡代表種子要變成花朵，必須去經歷過程，要有足夠的勇氣去成長，變成應該成為的花朵。這張牌卡也代表比較辛苦、有可能事倍功半的現象，當面臨這張牌卡時，可以從「愛」跟「包容」給您力量與陪伴，因為面臨困難挑戰，不一定每次都能成功，旁人若總是給予負面批評指責，便可能使您失去挑戰的勇氣，因此，可以用實際的愛跟陪伴、接納，滋生對方更大的勇氣。

阿爾特 (Æä÷ㄏ) 有話說

　　抽到這張牌卡，要請您想想是要繼續保持種子的樣子，還是成為花朵？藏在土裡的種子是堅固、受到保護的，但若一直潛伏在土裡，您就是一顆種子，沒有變化、沒有損壞，但也沒有變好。種子要變得美麗，必須破土而出，幼苗可能遭受風吹雨打、人為破壞，是脆弱的，倘若幼苗希望成為美麗的花朵，則必須繼續成長才能開花結果，需要帶著行動的勇氣！

9 單獨 Aloneness

　　抽到這張牌卡，意味著有事需要單獨完成；人們單獨來到世界，離開的時候也是孤身一人，所以您應該早就習慣一個人面對自己。人需要「單獨」面對的能力，「單獨」不代表「孤獨」，「孤獨」的時候雖會感到孤單，因此需要朋友、親人、愛人、甚至是寵物陪伴，但應要有面對獨自一人的勇氣，當您清楚自己的定位及肯定自己的存在時，您的價值不需要別人的認可來證明。

　　心理學家榮格詮釋孤獨：「孤獨不是身邊沒有人，而是對您重要的事沒有人懂。」人們渴望被了解，而不只是陪伴照顧，這種情況不只發生在感情中，職場、學校、家庭都可能出現，但不論是在哪個關係或環境裡，人們往往只是希望找到懂自己的人。

 阿爾特 (Æä÷ㄏ) 有話說

　　抽到此牌卡的人，Æä÷ㄏ 建議先學習陪伴自己，有些事可以獨自完成，甚至一個人完成效果會更好，學習獨處，享受單獨的快樂。作家章成[註4] 曾說：「不能跟自己共處，就會想要活在別人的眼光中；可以跟自己共處，那才是『回家』。跟著心走，只要一清明，黑暗就會自動粉碎和瓦解，不需要『療癒』，也會知道生活的方向該往何處。」

10 改變 Change

　　這張牌卡代表思考「改變」的情境，例如除了要求改變自己，也期待別人的改變，而此類想要別人改變的善意的出發點，便會成為阻礙彼此連結的隔閡。很多時候，您眼中的那粒沙，對於對方來說卻不覺得有問題，甚至自在，因此，當人們不自覺問題在哪裡的時候，是無法接受改變的。現實生活中一直存在著改變，例如早上很開心，下午卻感到人生無趣，有些人甚至沒有理由的想要自殺，有時候人類也常常不了解人生的意義，為什麼要繼續活下去？那是因為沒有看清楚「常與無常」，一旦看清即可跳出。

....

註4：出自章成 (2014)．在回家：看見自己內在的靈性伴侶，完成今生功課，離開輪迴教室．商周。

這張牌卡也讓人們思考，當您想改變一個人時，您是真的希望他變好，抑或只是看不過去？如果那些看不過去的行為使您感到痛苦，便會直接影響您與他人相處，所以才會希望對方改變，但值得注意的是，有時對方根本不影響您，您也會希望他改變，例如女友越吃越胖，您看不慣，要求她節食減肥，但實際上女友覺得自在，也確實沒影響您，此時，您需要看到的是內心層面，是否因不能接受自己變胖，所以才投射到對方身上？日常生活中有太多例子，往往想要對方調整，希望對方好，但實際上卻是自己心裡卡關，而不是對方真的需要您去改變他。

阿爾特 (Æä÷厂) 有話說

「新的事物就要產生」，是我藉由這張牌卡給予人類的祝福，而且是一個成功率高的新事物或新現象。只要人類肯改變，就終將有所收穫！將危機當成轉機，當自己的主人，一切因緣已具足，不要害怕任何形式的改變！

11 突破 Breakthrough

這張牌卡代表必須讓能量流動，打破既有的限制及模式，否則您可能進入崩潰狀態，意即把「崩潰」蛻變成「突破」的過程。

阿爾特 (Æä÷厂) 有話說

人類的頭腦運動很奇怪，腦中似乎總有許多聲音告訴您可以作這個、不可以作那個；您應該這樣做、不應該那樣做，然而，這些聲音都只是別人的經驗，部分聲音是好的，有參考價值，您可以把它當作選擇的依據，但是，沒有人會因此為成功或失敗承擔負責，人生是自己要承擔的。每個人都必須去經歷人生課程，當您可以覺知到本質，就可由內在發射出閃耀的光芒，那是生命活力的泉源；內在光芒可以幫忙渡過靈魂的黑夜，當光芒越來越強，還可以照亮四周，指引尚在黑暗中摸索的靈魂！

　　每個崩潰都可能成為突破，每個頭腦的失敗都可以變成心（新）的成功。抽到這張牌卡，建議您藉由每天發生的事情，練習將事情事與願違，把每一場失敗、每一場憤怒，都樹立自己的信念，視為是生命為帶來的最好禮物。您將會覺得乏力、很不輕鬆，但每一個負向，都是練習正向應對的智慧和能力。請相信您也擁有魔法能力，魔妖精族祝福您！

12 新的洞見 New Vision

　　這張牌卡代表過往的生命是痛苦、被打壓的，在絕境中求生掙扎、層層阻礙。大多數人都想追求平穩安全的人生，普遍想有穩定工作、衣食無缺，和相互珍惜的伴侶共伴一生，也因此在人類世界，會發現即使處在不舒服的人事物中，往往還是選擇固守原本的生活模式，不想改變，任由生命漸漸枯竭匱乏，舉例來說，身處職場雖飽受壓力，但因害怕離職後工作不好找，故必須繼續為五斗米折腰。您是否願意調整心態，換個角度去看待事件背後，有什麼能夠讓您學習？也許終有一天有勇氣踏出泥沼，激發潛能，接受未知挑戰，開啟新生活。

　　這張牌卡意亦是有機會看到生命的所有層面，從深處到高處。它們是共同存在的，當我們從經驗中了解到「黑暗和困難」跟「光和容易」同等地被需要，對世界就會開始有非常不同的看法，也因為經歷過黑暗跟困難，才能了解到光和容易是多麼可貴。

　　此外，這張牌卡也代表近期內可能有不一樣的想法思維出現，或是什麼改變。

阿爾特 (Æä÷ㄏ) 有話說

　　人生雖然不能重來，但可以在人生多加幾筆線條或色彩，讓它有不一樣的感覺。遇到阻礙適時換條路走，說不定可開拓另一條前往桃花源的捷徑。世界上不變的定律就是改變，請您試著拿回人生的主導權！您走過的生命旅程不管是怎樣的酸甜苦辣，都不會白廢，因為它是成就未來更完整自己的養分！

來自贔 (ψξω§) 的延伸思考

　　您的高我（內在聲音）永遠比您的頭腦（意識）知道事情的原貌與發展，在人生中的打擊痛苦皆是磨練，您需要「臣服」，有時候必須臣服並接受生命的蛻變。這張牌卡屬於水的元素，因此蛻變並非以突破性的方式展現，而是去體驗情緒及黑暗面，真正接受自己，並且轉化看法及感受，您將見到另外一番風景！

🐚 13 蛻變 Transformation 🐚

　　這張牌卡代表需要經過一些淬煉，之後才能有所突破；亦是一張建議牌，代表著可能性，也表示「轉化念頭」。

阿爾特 (Æä÷ㄏ) 有話說

　　凡是改變，就代表有不合適的事物必須瓦解脫離，也就是所謂的「破而後立」，當不合適的事物瓦解之後，才能邁向下一階段的人生。即使是不舒服的體驗，當真正去經歷之後，便會發現其實是祝福，應該試著感謝這個過程，迎接轉變，因為若是沒有蛻變過程，將無法成就更好的自己，無法突破一直在人生中重覆的生命舊習。

地球旅行者奧修曾說過蛻變的三個要點：(1) 不要抗拒您不喜歡的；(2) 知道相反的事物並不是相反的事物，而是互補，它們無可避免地必須結合在一起，所以保持沒有選擇，例如有生一定有死、有愛一定有恨，一定相對存在；(3) 成為觀照者，您就能吸收兩者而超越，如果認同，就無法吸收兩者，例如有愛一定有恨，當您不選擇，這兩股能量就蛻變成慈悲。

☙ 14 整合 Integration ☙

這張牌卡代表內心需要橋梁去連結，而不是單純的屬於某一邊。整合是讓不同的兩極共存，彼此互相影響，互補後反而優化對方的特質，如此才能融合成更完美的整體。

在整合這張牌卡當中，所有的對立都只是過程，經由對立才能發揮各自最大的特點，對立過後產生的交流，能激發出更大的火花，但這種結合的前提是陰陽必須先各自發揮，最後的整合才有強烈的成果。舉例而言，每個人都有慣性反應跟自動化反應，遇到事情常常先指責，雙方情緒也被跟著挑動，衝突越來越多；您是否思考過衝突從哪裡來？人們常因「覺得應該」或者「對方應該希望」而去影響做法跟決定，執行之後又會陷入矛盾，明明根本不想這樣做，不甘願的感覺便悄然產生，當這樣的感覺出現，便會產生厭惡，若這個決定又耽誤了生活事務運作，脾氣就會發作。又如常見的生活例子，晚餐要吃什麼？人們常常先問「您」想吃什麼？即使答案不一致，直到最後都沒有表達真實的意願，就不太甘願去吃對方想吃的，若是過程或食物不如預期，可能會開始指責對方：「早就說不要吃這個了」或「我一開始就不想吃這個」，衝突便產生，但癥結點其實是因為一開始就沒有將「我」想吃什麼放入應對之中，關鍵在於沒有適當表達自己，最後生悶氣，對方也覺得莫名其妙。

若您屬於較不擅長表達自己的性格，可以試著表達自己；若是有主見或強勢的人，可以試試去接受、尊重對方表達自己的想法。當有情緒出現時，需透過「整合」，不指責、不討好的將情緒表現出來，再仔細觀察人際關係的改變。「問題本身」不是問題，「如何面對問題」才是最大問題，不要別人為自己的課題負責，也不要把別人的課題當成自己的責任跟負擔，因為每個人都有自己需要面對的人生功課！

來自贏 (ψξω$) 的延伸思考

當您站在自己的位置和角度，帶著自己的觀點去看別人時，您是對的；當您學習換位找到對方的位置，用對方的角度和觀點去看問題時，您會發現他們也是對的，那麼，如何定位對與錯，就在念頭產生的那一刻。當去到內心其中一端的天平時，天平就會失衡，頭腦也會支持您一直處在失衡的狀態，讓您進入迷幻世界；在自己這端去看另一端時，執念會讓您認為自己是對的，那麼就形成了對立的觀點狀態，例如「您是對的，對方就是錯的」。每個人所體驗的人生狀態皆不同，人生就是去體驗每一個體驗、意識每一次覺醒。宇宙本來是光，但若沒有黑暗，光無法體驗是光，製造了黑暗，用於警醒自己的光明！

🦎 15 制約 Conditioning 🦎

這張牌卡代表每個人生下來都是一隻獅子，但是社會制約您，將您的頭腦訓練成一隻綿羊，社會無法認受個體性，因為個體性不會像羊一樣那麼順從，個體也就是您，具有獅子的品質，而獅子是單獨行動的。羊一直都處於群眾之中，希望處於群眾之中會覺得比較舒適，更加受到保護、更安全，但本質始終是一隻獅子。

人類常常會說：「我就是……」，例如我就是個性直，說話很大聲，但其實說這句話時就被制約住了，如果您常常這樣認定自己，可以試著想想，是什麼時候開始的呢？真的是這樣嗎？可以接受不同樣貌的自己嗎？這樣的認定對自己是好的嗎？如果不好，願意改變嗎？

　　人們常常認為外在的束縛是痛苦的，例如婚姻、工作、家庭、小孩等責任，但是內在的制約才是痛苦的根源。情緒本身並沒有好壞之分，但人們卻時常讓情緒牽著鼻子走，被情緒制約與控制，進而影響行為。在日常生活中很常見到這樣的情景，當憤怒情緒起來的時候，往往不自覺地大聲說出與心不相符的指責，或者有衝動的舉動，當情緒過後，又後悔莫及，例如對父母的嘮叨感到不耐煩，頂嘴後充滿後悔，甚至人類世界因為空虛感跟匱乏感而產生的諸多上癮及沉溺行為，都讓人受到制約，失去人生的選擇權。

　　另一個例子是無形的制約，過往經驗可能讓人們帶著記憶傷痕，即使傷痕平常並不顯性呈現，但一個事件的發生很可能將它喚醒，例如曾被侵犯過的人，在面對親密行為容易抗拒，進而結束一段關係，這些制約都是需要注意並覺察的。

　　出現制約這張牌卡提醒著您，做自己並非危險，而是代表覺醒的開端，即發現自己的困境其實源自於舊有思維的限制，進而進入覺醒的過程。做自己是精神我與物質我的平衡共鳴，當您在做事時，能在自我中心找到平衡，並感受到愉悅幸福、對萬事萬物充滿感激，才是做自己。這張牌卡的出現，也許會讓您開始真實的體悟人生，包括身材、樣貌、事件、遇到的人，都是自身意念的投射，或許現實沒有立即改變，但意識已擁有力量轉換，覺察到自己真實的樣貌，一旦覺醒，一切身邊的事物，便會順著這股提升的意識而走。

16 雷電 Thunderbolt

這張牌卡表示原本僵固的思維和行為受到突擊，將會有一次性的爆發。您所壓制／迴避的人事物，將會受到雷電（具有強大動能）影響衝擊，您會強烈且具體的感受到新的意識誕生。雷電雖然讓人不好受，但可以重新檢視存在於自身的隱諱之物。

阿爾特 (Æä÷Г) 有話說

面臨生命的劇變，需要有蛻變的勇氣，應對那可能來臨的風暴。您是願意去承擔，還是就此隕落？無論如何，希望您能接受過程，勇敢地去面對、去經歷。人生無常，總有忽略或未能察覺的變化／事件，所有人為的一切包含您的認知、信念、信仰，甚至是心目中美好的退休生活，都需要不斷地刷新。因為生命是變動的、宇宙是變動的，這是宇宙真理，沒有任何一刻會跟上一刻一致！

來自贏 (ψ ξ ω ş) 的延伸思考

生命很特別，變是不變的法則，有時候想抓住什麼，不想改變，就越抓不住。走出舒適圈會讓人感到不安全、失去安全感，這張牌卡的出現，表示改變已經是現在最適當的行為了，請順著這衝擊強勁的破壞之力走，它會帶來重生與新機會的可能性，靜心靜觀，帶著覺察看著一切的發生，面對生命的改變，接納它，心自然平靜。

17 寧靜 Silence

這張牌卡代表「信任這個宇宙的運作吧！」每個當下的我們都一定有足夠的心智與體能應付眼前狀況，請您回歸這個當下，此時，此刻，寧靜會開闊您的空間帶給您力量。

「靜」是一個內在的品質，讓內在休息，知止而後能定，定而後能靜。現在的您，無論外在做什麼，都需要停止，心也要學習「止」，

對應內在真實的狀態：外在的多做是越舉了自己的心意。當您懂得停下來，才能定下自己要去的方向、生命要的價值，才不會又進入情緒的反覆。您可以靜心看待人事物，也看得見自己在生活上需要學習與坦然面對的部分。

阿爾特 (Æä÷ㄏ) 有話說

　　對於生活所面臨的所有人事物，都是以過往及目前的已知來應對，而「已知」多受到外來影響，例如父母、家人、朋友、教育，甚至電視報導等，因為人常常不向內求、向內尋找、向內心探索，而是向外找尋答案；但是世界上所有的事皆由自己所化、自己所造，解答也在自己。

～ 18 前世 Past Lives ～

　　這張牌卡代表世代交替，不同立場的二元對立，例如父母與子女的關係。不同的觀念是由不同時代背景造成，處在不同背景下，就會有不同想法，也是所謂的集體共識，如傳統習俗的拜拜、結婚過程的科儀、傳統婚姻觀念等，如果觀念出現相左，不妨去了解彼此，互相尊重，不要對立。此張牌卡也代表有自我欺騙的傾向，也許自我欺騙是來自沒自信，建議就問題的根源去找出沒自信的原因，而不是企圖在表面做無效的掩飾。

　　此外，前世牌卡也顯示出月亮跟女性的強烈關連，情緒會跟隨陰晴圓缺有所變化，但因月亮行走的速度很快，也會很快結束，情緒低落的時候，不妨好好照顧自己內在的小孩吧！

阿爾特 (Æä÷ㄏ) 有話說

　　當我們有覺知、知道自己在做什麼，從自己的感受切入，讓負面情緒疏通，才能改變行為模式，也就是終止「業」的延續。這張牌卡在提醒我們面對生活跟生命的豁達，一切的追求跟得到在生命終點終究會歸還回去，活得自在也許會比汲汲營營來得輕鬆。當追求的不如人意，也不用在意，也許原本就不是我們的。

19 天真 Innocence

這張牌卡代表要學習對自己的生命感到喜悅與自在，用放鬆、敞開的心來感受生命的美好，那是對於愛自己的品質。

阿爾特 (Æä÷厂) 有話說

天真不需要汲汲營營的去追求或者去尋找，它早已經在您的裡面，一直在您的精神裡。「天真」是本性，一生下來就是天真，只是後來被加諸一層又一層的制約在天真之上；人們沒有失去天真，只是忘了天真的運作模式，只要像小孩一樣單純、只要再度成為小孩，就像您剛出生的時候一樣、像神把您送到這個世界來的時候一樣，沒有原因，但就能開心。知識是障礙，天真是橋，請重拾會因為呼吸、因為路過的樹木便能開懷不已的自己。

20 超越幻象 Beyond Illusion

這張卡代表原本被眼前美好所遮蔽，但逐漸看到事情的本質。這張卡提醒我們要居安思危，找尋真實，不要向外看，而要向內看。

阿爾特 (Æä÷厂) 有話說

人的內在有「小我」和「大我」，小我代表人性，有七情六慾、愛比較、會嫉妒、充滿貪念；而大我則是內在的智慧，是靈魂以全知的觀點，從凌駕於人性的高度，指引您成長和進化。身為人類的您有時並不能理解，因此產生了對事件的好惡、對錯等二元立場的選擇，產生一切的喜、怒、憂、思、悲、恐、驚，像迷霧一般阻擋您看到靈魂真正的目的。

來自贏 (ψξω§) 的延伸思考

找尋真實需要往內觀看，在那之外始終沒有別人，只有自己。村上春樹的 1Q84 中提及：「人們並不希求著所謂的真相，大多數的人只是渴望著美好、帶有意義感的真相，然而實際上真相多半伴隨著痛苦而來，相較於所謂的真實，人們期待的只是止痛藥。」每個人都渴

望美好而帶有深刻意義的事物，存在的意義與價值都是自己賦予的，無純粹的光，亦無純粹的影，如同善惡是相對的，意義也是相對的，在決定自己的意義時，也需相對負起作決定的責任，持續通過這個歷程，生命可邁向更多喜悅與愛的境界。

⟡ 21 完成 Completion ⟡

這張牌卡代表經常變動的人生裡，在結束的時候會呈現不同反映，也許很失望，因為不想要那個情況結束，或者心存感謝，並接受生命充滿了結束和新的開始。人生的最後一塊拼圖代表「死亡」，達賴喇嘛曾說過：「死亡也是生命的一部分」，人們從出生就往這個終點慢慢邁進，現在經歷的都是拼圖的一小塊，完成拼湊的是一幅怎樣的面貌，是相當值得期待的。此外，也代表著用「完整」角度來學習，您會發現最後的結果也只是學習的一部分，從投入學習到成果出現，過程中會是高低起伏爬升的曲線，不會因短暫的低潮而去否定它的價值。

阿爾特 (Æä÷Г) 有話說

每個人的生活都不同，但每個人的生命都只有一項目標－找回自己；「完成」不是終點，而是靈魂找回自己的過程。也許您現在深陷情緒泥淖、也許正在體驗背叛，潛意識中深深認為自己不配得到任何美好事物，但都沒關係，因一切人世間的體驗、每個相遇的人，都是靈魂事先安排好的課程，皆是為了震盪出回到內在的契機，幫您拾回靈魂碎片，漸漸拼湊真實的樣貌，只要保持這樣的覺知，其實人生本身即是一趟療癒之旅，而這趟療癒之旅也是回家的路，「完成」也許是單純旅程結束後回到家裡，回家背後的意義，便是回到一條懂得「愛人和被愛」的道路，學著了解自己的心、學習付出愛、接受愛。

～ 22 師父 The Master ～

　　這張牌卡提醒人們去感應每個情緒，情緒沒有好壞，但不要隨著起伏，應該去找出真正原因，去看見本質，用中立和超然的態度去面對、去思考背後的意義。

　　「師父」是關於做自己的主人，每個人都可以是師父，真正的大師，與教導無關，而是分享與共同創造，即支持每個獨特的人去找到自己光的能量場。師父是知道自己是誰的人、是找到內在本質的人、是不受外界影響的人，內在本質每個人都有，只是您還沒醒來而已！人們忘了自己身上就有鑰匙，師父只會指引您找到通往內心自性的鑰匙。

　　這張牌卡也代表著您可能在某些學習或事情上需要一位好的導師，這位導師會讓您的人生之旅更加豐富，它也建議應透過靜心來連結高我，當您真正靜下心來，靈性會告訴您想知道的答案。人們必須向外找尋引導，是由於不知道內在指引就隱藏在您裡面，內在的引導也就是觀照，您內在的本性；若人們喚醒內在本性，生命便會充滿祝福與喜悅。

———— ✎ 原文說明 ✎ ————

Immerse Yourself in the Wisdom of the Deep.

Enjoy the flow and master the currents of your life with playful dolphins, patient seahorses, regenerative starfish and other fascinating marine beings. Ask a question, shuffle the cards and tap into the intelligence and grace of our planet's rich, healing and revitalising oceans for divination, direction and decision-making.

This sumptuous new collaboration from Angela Hartfield and Ekaterina Golovanova delves beneath the surface and connects you with ancient, knowing and wondrous companions so you can draw on greater strength, replenish your reserves, turn the tide on uncertainty and emerge with clarity, purpose and confidence. Powerful, versatile and sensitive, Whispers of the Ocean will help you ride the waves of life so you can come out on top.

Dive into this gloriously illustrated 50-card deck and guidebook set and marvel at the beauty, forgotten treasures and hidden wonders within you.

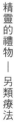

1 韌性 Resilience

我們目前沒有必要急躁地去行動，隨遇而安，您會有決斷力和耐心去處理事情的發生。

阿爾特 (Æä÷ㄏ) 有話說

龜是長壽的動物，緩慢自在地悠游於水中，用心堅忍地體驗這世間的一切。海龜一出生就面臨巨大的考驗，從沙灘走向大海，這看似短暫實則遙遠的一段路充滿了天敵，但一旦成功邁入海洋，便成就了自由且漫長的歲月。

2 潛入新的深度 Diving to New Depths

當前發生的事情有更深層的意義，您必須看透表面去發現遺漏掉的真實，停下來深呼吸，傾聽內心深處對事情真正的感受。

阿爾特 (Æä÷ㄏ) 有話說

不要被表象迷惑，要聽從內心真實的感覺；有些表面愉快但讓您打從內心不舒服的狀態要記得深思內省。

3 月光下 In the Light of the Moon

滿月可以照亮您一直在抗拒的東西；從您的恐懼到美麗的靈魂都是。

阿爾特 (Æä÷ㄏ) 有話說

面對全部的自己，不管好與壞。不要忘記神靈一直在身邊陪伴，如同滿月溫柔明亮的光芒，包圍照亮著前進的道路。

4 一起生活更美好 Life is Better Together

向社群尋求幫助；用最簡單的方式－打通電話吧！連繫家人、朋友或任何支持您的人。

阿爾特 (Æä÷ㄏ) 有話說

我們不是一個人，在需要幫助的時候，不管是實際的事件或心靈的撫慰，要向他人伸出手，請求溫暖或幫助。

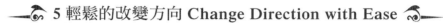

5 輕鬆的改變方向 Change Direction with Ease

這是一個改變、進化靈魂的時刻；是重新思考真正要什麼的時候，您會擁有一個驚喜！

阿爾特 (Æä÷ㄏ) 有話說

改變有時並不困難，只需要一個轉念。最重要的是聽從內心的聲音，或許會讓自己有意外驚喜。

6 觀察脆弱的部分 Looking at the Underbelly

確保盡可能的善用您的時間或是重新組織自己；您現在面臨的目標需要微調整。

阿爾特 (Æä÷ㄏ) 有話說

注意自己不足的地方，面對缺點並且改正；這對於實現目標非常重要。

7 在彩虹中跳舞 Dancing in the Rainbow

擺脫任何阻礙您的感覺，表達出快樂，找出您真正渴望的東西。

阿爾特 (Æä÷ㄏ) 有話說

大膽地表現出愉悅，如同海豚永不吝嗇表達友善與歡樂，牠們會愉快地跳出水面。請展現出自己，勇敢地說出真正的渴望！不要壓抑！

8 保持檢查 Keeping It in Check

注意身邊發生的事情，您可能太快進入事件或關係，而忽略了重要的訊息。

 阿爾特 (Æä÷ㄏ) 有話說

要保持警覺心，注意細節，您會發現有時事情並非一開始想像的那樣。

9 安於現狀 Amble with Contentment

等待，現在行動不是最有利的。

 阿爾特 (Æä÷ㄏ) 有話說

停下腳步，先不要急於行動，時間會推動事情的發展，需要有耐心。

10 每一步都很重要 Every Step Counts

慢慢來是有好處的，深呼吸，去仔細考慮您的選擇。

 阿爾特 (Æä÷ㄏ) 有話說

當我們要做選擇時，不要急躁，慢下來仔細聆聽內心，全方面思考，每一步都要踏實。

11 持續地行動 Persistent Drive

看您的渴求是什麼，並朝它邁進。現在是歸零重新開始的時刻，運用直覺讓事情達到最好的結果。

 阿爾特 (Æä÷ㄏ) 有話說

順從內心渴望並實際行動，要相信直覺而不是聽從別人的看法，您會擁有美好的果實。

12 更換掉失去的東西 Replacing What was Lost

您現在有機會煥發活力並重新開始，以新的視角或前景進行創作，這張卡同樣也表示豐收即將來臨。

阿爾特 (Æä÷Г) 有話說

放下過往，瀟灑離開；用開放充滿希望的心迎接新事物（人），會迎來美好結果。

13 像電流般流過 Gliding Through Currents

使用不同的方法，將會優雅輕鬆的經過某一情況；往內心探詢，把自己的觀點融入行為當中，有助於夢想像坐飛機般快速前進。

阿爾特 (Æä÷Г) 有話說

遵循本心去行動，夢想會輕鬆愉快地實現。

14 道路 Single-Mindedness

選擇最適合您的，您自己的道路。

阿爾特 (Æä÷Г) 有話說

夢想可以真實的追尋，但不要忘記真正適合自己的；要一心一意執行，不要三心二意。

15 在淺水中漂流 Adrift in Shallow Water

做幾次深呼吸，重新連接內心的平靜；注意日常周圍的小事，並欣賞它。

阿爾特 (Æä÷厂) 有話說

　　人生要活在當下，放慢腳步，細細品嘗微小事物的美好。每一步風景都很美麗，值得您用心欣賞，最重要的是體驗過程，而不是結果。

16 內心的渴望 Inner Desires

　　設定一些意圖，您正在進入一個富足的階段，或者可能有筆意外之財，目標在您的掌握之中。

阿爾特 (Æä÷厂) 有話說

　　現在正擁有很好的能量，循著願望行動會有很好的收穫。

17 您是安全並被愛包圍著 Afe and Surrounded by Love

　　敞開心扉，知道自己被愛包圍著；傾聽所知道的真實事物，讓自己看到並理解周圍發生了什麼。

阿爾特 (Æä÷厂) 有話說

　　不要害怕面對現實，要相信自己受到保護和被愛，提起勇氣去看，並理解現實情況。

18 清除多餘的 Clearing the Excess

　　您正在進入過渡階段。無論是在身體裡還是在物理空間中，會從清除多餘雜物中受益

阿爾特 (Æä÷厂) 有話說

　　學會放下和斷捨離。清除不必要的雜物對身心靈是必要的，要往前看。我們可以從過往經驗中學習並成長，那是很美好的體驗，不管是好是壞。我們無需緊緊抓住不放，釋放過去，帶著美好的經歷成長，往前邁進吧。

PART：03 ｜ 牌卡療法篇

⌘ 19 禮貌宣言 Polite Declaration ⌘

朝著目標的方向前進吧,現在是走出去的時候,聲明屬於您的東西,並留在您的權利範圍內。

阿爾特 (Æä÷ㄏ) 有話說

捍衛屬於我們的東西,我們不需要大動干戈,用溫和的方式捍衛並保護它。

⌘ 20 共享靈感 Shared Inspiration ⌘

將自己投入到新項目中,放開時間限制和規則,真正意識到能滿足您內心的任何事情。

阿爾特 (Æä÷ㄏ) 有話說

不用在乎結果或需要多久時間、用什麼方法,全心投入您愛的事物當中,享受過程。

⌘ 21 享受旅程 Enjoy the Journey ⌘

抱持現狀和靈活,您和周圍正發生許多變化,這些改變是好的且必要的。把意識放在現在,而不是過去或未來。

阿爾特 (Æä÷ㄏ) 有話說

享受當下所遭遇的一切美好,不要執著於過去或預想著未來,體驗現在是最重要的。

⌘ 22 注意 Take Note ⌘

您的答案正在給您,您將會藉由安靜的外部聲音或過度的噪音聽到訊息。

注意宇宙給您的指引；可以從生活上的聲音或細節感應到。

23 獨特的潛力 Distinctive Potential

依靠您的信念和沒有什麼不可能的知識，用決心堅持下去，直到目標實現。

勇往直前往目標邁進，不要質疑，任何事情都可能發生，我們有無窮潛力。

24 愛您所在的地方 Love Where You Are

用您的敏感來知道什麼時候該行動，在決定想要什麼的時候，請將心和頭腦連接起來。

將內心的渴望顯現出來，並用頭腦認真思考實現的可行性。

25 突破新維度 Break Through to New Dimensions

一項新的項目即將到來，創新的能量想要進入您的意識。

跳脫舊有的思維，釋放全新的自己；敞開靈性去接收創新，您可以創造嶄新的事物。

26 您需要去的地方 Where You Need to Be

承認您的感受，相信宇宙會提供最好的結果來解決當前的問題。

阿爾特 (Æä÷厂) 有話說

不管快樂或悲傷，完整的接受這樣的自己；相信宇宙與您同在，您是被愛著的。

27 推到表面 Push to Surface

您可能自滿了，可能會停滯不前或需要新能量的激增，注意生活中的動態。

阿爾特 (Æä÷厂) 有話說

意識到周圍的動態改變；自己是否因為成功而驕矜不再往前，忽略了現實快速的變遷而不做改變，因而停滯。

28 看兩面性 Seeing Both Sides

退後一步，用不同的角度去看待問題。

阿爾特 (Æä÷厂) 有話說

事情不是非黑即白，有太多面向要審思。要用不同人事物的角度去看待，才能好好解決問題。

29 賦予您自己權力 Empower Yourself

調整自己的力量，您完全有能力處理面臨的狀況，讓自己成為美麗堅強的。

阿爾特 (Æä÷厂) 有話說

不要過度依賴他人，請相信自己有能力去處理問題，如此能累積實力，讓自己更耀眼。

30 繁華環繞 Surrounded by Prosperity

您的注意力將被吸引到實相的無限本質上，存在於已知之外的是無法被衡量的。

阿爾特 (Æä÷ㄏ) 有話說

看透表象，事情的發生與結果並非物質世界所能理解的簡單，一環扣著一環，因果業力，您將會感應真實的面相。

31 互利創業 Mutually Beneficial Venture

此時此刻，您和靈性有一個非凡的連結，請善用這樣的關係去造福更多的人。

阿爾特 (Æä÷ㄏ) 有話說

當我們比其他人更能覺知體悟的同時，經過我們的能量去幫助身邊的人，更能提升自己的靈性，這是一種互惠的關係。

32 完全浸沒 Total Submersion

不要害怕完全沉浸在一個興趣目標或項目裡，給予它 100% 的能量，您可能會發現生活中缺少的東西。

阿爾特 (Æä÷ㄏ) 有話說

當我們完全投入並享受某一項喜愛的事物當中時，或許會得到以往不曾發現的新事物、新啟發，那是我們不曾了解的領域或感受。

33 讓您的個性閃耀 Let Your Personality Shine

您擁有別人沒有的東西，停止與他人比較，讓您的獨特性閃耀。

阿爾特 (Æä÷ㄏ) 有話說

　　每個人都是獨一無二的美麗，不用去比較，做真正的自己，自信的發光發熱。

🐚 34 中立的禮物 The Gift of Neutrality 🐚

　　平衡在您的生活中起了作用。陰陽在能量上是對立但並存的，它們創造了中性的禮物。

阿爾特 (Æä÷ㄏ) 有話說

　　任何事情都符合中庸之道，沒有絕對的對與錯、好與壞，端看您以什麼樣的角度去看待。保持中立客觀的態度去面對，將會有所收穫。

35 幫助會以各種方式出現
Help Appears in Various Ways

　　您會得到許多支持；有時候會飄忽不定，反而忘記了始終與您在一起的支持力量。

阿爾特 (Æä÷ㄏ) 有話說

　　當徬徨迷茫時，是不是常常忘記周遭一直支持關心自己的人？別忘記向他們求助，尋求關懷，您是被愛著的。

🐚 36 融入環境 Blend into The Environment 🐚

　　您有很多技能可以適應任何情況；花時間評估您周圍發生的事情，並做出相應的調整。

阿爾特 (Æä÷ㄏ) 有話說

　　請相信自己有能力去應付處理目前的情況，只需要花一點時間仔細去了解，那麼您會找到方法去解決它的。

37 超越表面 Look Beyond The Surface

避免因為表面問題而分心，專注於某種情況下的潛在動機原因，想辦法讓您的世界帶來深度。

阿爾特 (Æä÷厂) 有話說

去探究事情發生內部的真相，往往不是表面看起來那麼簡單，一切事物的發生不是偶然，事必有因。

38 擺脫舊的 Shedding The Old

有一個變化正在您的路上；培養冒險的精神，您會看到新的前景。

阿爾特 (Æä÷厂) 有話說

改變是不是讓您覺得可怕呢？或許對大部分的人來說是的，因為我們會習慣安於現狀，改變往往會帶來挑戰或需要更多勇氣去適應，但變化的背後會是更甜美的果實在迎接您，請鼓起勇氣面對改變，那會是美麗的禮物。

39 回到任務 Back on Task

確保用最好的方式利用您的時間，您可能會考慮查看您的目標，您的日程安排或您正在處理的項目，都可以做一些調整。

阿爾特 (Æä÷厂) 有話說

專注在您的目標達成上，制定好完整的細節步驟，時時察看進度並做合理的調整。

40 重新發現您的熱情 Rediscover Your Zeal

注意您對發現、學習、探索、靈性、旅行、工作或人際關係的熱情。激情和慾望並存，尤其是作為靈感。

阿爾特 (Æä÷厂) 有話說

燃起對生活很多層面的熱情吧！您有無限的潛能在這些領域上。

41 傳達您的意思 Convey Your Meaning

反思您與他人和自己溝通的方式。一定要以尊重和真誠的態度表達想法和感受。

阿爾特 (Æä÷厂) 有話說

請說出真實的想法，以真誠態度去傳達，不需要偽裝真實想法或情緒，別人會理解的。

42 溫和適度 Gentle Moderation

慢慢來，來自他人或自己的壓力可以通過重新協商，像要完成的事情來釋放。

阿爾特 (Æä÷厂) 有話說

放慢腳步；如果現在壓力很大，請不要著急想要快速完成目標，美好的成果一定會到來，只是需要放慢一些。在過程中可以重新訂下新做法或有新的溝通。

43 設置參數 Setting Up Parameters

評估您的關係並確定它們如何與目標保持一致。設定界線需要對您目前的關係進行誠實的評估。

阿爾特 (Æä÷厂) 有話說

您目前處在的關係與內心的前進目標是一致的嗎？請好好思考，並認清關係的存在是否真正與您的人生旅程方向一致。

44 無法解釋的奇蹟 Unexplained Wonder

神奇的祝福和奇蹟正在您的生活當中。現在您所有的祈禱都得到了回應。

阿爾特 (Æä÷ㄏ) 有話說

張開雙手擁抱奇蹟吧！用熱烈的心歡迎生命的喜悅，夢想成真，您的心願會達成！

45 飛躍空中 Leaping Through The Air

您制定的計畫正在進行中，如果您正在等待某事，請開始工作，不要推遲正在考慮的想法或項目。

阿爾特 (Æä÷ㄏ) 有話說

去執行吧，只要您有所行動，那麼宇宙會開始回應您的請求，並順利讓事件進行下去。

46 面對您的恐懼 Facing Your Fears

尋找方法來加強您與宇宙和其他人的聯繫，在真正了解自己是誰時保持冷靜。

阿爾特 (Æä÷ㄏ) 有話說

別忘記自己並非孤獨的一員，宇宙和愛我們的人都在身邊陪伴著。勇敢面對內心的恐懼或不安全感，我們是被愛著的。

47 連接源頭 Connect to Source

深入了解需要做的事情，創造吸引您想要的東西所需要的改變。

阿爾特 (Æä÷厂) 有話說

　　動手實行您的計畫；當變化發生時正是邁向目標達成的開始，一旦開始努力實行，改變會一直降臨，代表離目標不遠了。

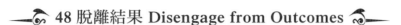 48 脫離結果 Disengage from Outcomes

　　放手，那麼您就可以向最高的愛敞開心扉。尋找方法來釋放您可能堅持的擔憂，或任何無法解決的缺乏寬恕。

阿爾特 (Æä÷厂) 有話說

　　放手過去吧，無法處理的擔憂需要放下，放下心中阻塞，才能讓心敞開去接受愛。

49 要有洞察力和堅定
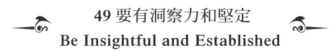Be Insightful and Established

　　接地並重新平衡您的能量，把您的意識帶入現在，而不是讓它占據過去或未來。

阿爾特 (Æä÷厂) 有話說

　　清楚知道自己的能力界線，將專注力放在當下去執行，不緬懷過去或不切實際的空想未來。

50 童心未泯 Childlike Devotion

　　您是一位多才多藝並複雜的存在，擁抱和愛您是誰。

阿爾特 (Æä÷厂) 有話說

　　永遠不要忘記自己是獨特而美麗的存在，無須和他人做比較。愛自己的存在，時時擁抱和善待自己、做真實善良的自己，我是如此美麗而耀眼。

童話故事談生命：
內在小孩童話療癒大阿爾克納牌

∽ 前言 ∽

人生就是一個童話。童話裡藏著多種涵義，故事中的角色、場景、發生的事件等，皆演示著不同心靈現象的起伏更迭，猶如人類集體潛意識的明鏡。潛意識不容易直接被看見、被讀懂，而是深埋在各種心靈活動中，童話是其中之一的據點。在心靈的世界，人們追求平安與完整，一個人要趨於完整是靠著不斷地探索、不斷地修正，以及與自己相處才能趨於變成完整的人。

∽ 小紅帽 (Little Red Cap) ∽

故事簡介

小女孩時常戴著生日時奶奶送的一頂小紅帽，於是大家喊她「小紅帽」。有一天，奶奶生病了，媽媽請她帶糕餅給住在另一個村莊的奶奶，小紅帽便從家裏出發，穿過森林，而森林裏有一隻大野狼，牠得知小紅帽要去的地方，便提議小紅帽摘些花朵送給奶奶，趁隙先趕到奶奶家，並把奶奶吞下肚，狡猾的大野狼穿上奶奶的衣服，躺在床上默不作聲，小紅帽沒有認出大野狼，不小心也被牠吃下肚，與此同時，剛好有一獵人路過，把二人從狼肚裡救出來，他們將大石頭放進昏迷的大野狼肚子後，用針線縫起來，待大野狼醒來因口渴想喝水，便跑到水井邊，不慎跌進水井被淹死。

故事元素

1. 小紅帽：紅色代表意志與火焰；紅色的帽子象徵靈性旅程起始，代表心智的力量、內在孩童的靈魂。

2. 祖母：宇宙智慧。

3. 狼：意識中尚未被完全整合的黑暗面；誘惑，象徵內心的反社會
   傾向。

4. 獵人：象徵人性將解放個人的靈魂，讓個人能與靈性結合。

故事意涵

　　走在通往更高意識的啟蒙道路上，會受到生活的各種誘惑，並從
錯誤和失敗中學習。

牌意

1. 可對未來抱持敞開的心，去冒險，跳脫世俗觀念的限制，您可能
   一開始會覺得迷失，但是請放膽去嘗試！

2. 可多穿鮮豔顏色之服裝。

來自䬍 (ψ ξ ω §) 的延伸思考

　　困境有時很難被預料，但面對困境或危險的態度，卻是可以培養
的。現實生活中的狼，不見得會用狼的樣貌出現，在生活中有很多角
色都可以融入在您的生命裡，您可以是狼、也可以是小紅帽，就看您
面對怎樣的環境，進行不同的變化！

---

1 阿拉丁神燈 (Aladdin and the Magic Lamp)

故事簡介

　　一名貧窮的年輕人阿拉丁，受到來自馬格里布、冒稱為其叔叔的
魔法師賈方之邀，前往設有陷阱的洞穴拾取一枚神燈，正當賈方欲搶
奪神燈之際，阿拉丁不幸被困在洞穴中，但他靠賈方借他的魔法戒指
召喚出戒中精靈，並使喚該精靈將自己連人帶燈帶返回家，成功逃離
洞穴。某日，阿拉丁擦拭神燈時，威力更強大的神燈精靈自神燈裡現

身，在他的幫助下阿拉丁變得有錢有勢，最後娶了公主巴德羅巴朵爾(Badroulbadour)。而賈方在聽說阿拉丁逃出洞穴後，利用神燈得到權勢甚至迎娶了公主，便追蹤阿拉丁夫婦居住的地區，利用公主不知道神燈神力的弱點，以「新燈換舊燈」的詐術騙走神燈；賈方獲得神燈後，立刻命令精靈將宮殿搬到馬格里布，阿拉丁借助戒靈的力量前往馬格里布，擊敗賈方，奪回神燈並救回妻子。

故事元素

1. 神燈：由精靈照亮的光明心性；蘊藏在想像力之中的覺性力量。

2. 精靈 (Genie)：象徵世界的力量及擁有的天賦 (Genius) 潛能。

3. 賈方：貪婪黑暗面。

牌意

需要從您的想法、文字和行動中創造屬於您的實相；需要多探索自己的創意天賦，而不是只用頭腦思考；需要保護自己不受精神世界的負面思考所影響。

來自贏 ($\psi \xi \omega \S$) 的延伸思考

賈方的願望是「成為國王以及得到宇宙最強力量」，但其背後的涵義是「想要被愛」；得到宇宙最強力量後，便代表是有能力的，會被崇拜、被認同，可實際上他沒能意識到自己真正的需求是什麼，僅是受欲望和野心蒙蔽；阿拉丁心存善念，他的願望除了滿足自己，亦希望其他人也能獲得快樂，所以最後選擇讓精靈獲得自由。透過賈方，讓人們有了探討及審視深層內心的機會，您可以去挖掘自己願望的表面，藏著最深層的需求是什麼？有時候，您需要面對過去親密需求的傷害，學會放下，不要使用自我防衛的方式去討愛，而是更勇敢的清理過去傷痛，好好療癒自己。經由以上的過程，定能發現更多寶藏，這是無法透過單純的許願能達到的，因此，當您想要許願時，可以試著：(1) 檢視願望背後的真正意義；(2) 把自己能夠控制的因素融進願望裡。例如，您的願望是「擁有很多財富」，這時可以想想，為何要

擁有很多財富？金錢對自己的意義是什麼？有了財富、金錢就能夠得到快樂嗎？若金錢可以換得快樂，那是不是要把願望放在目的（快樂）上，而不是手段（金錢）呢？接著，我們可以思考，若是要獲得快樂，方法是什麼？這時，您可以這麼想：「我想要快樂，並且為自己的快樂負責，發大財只是手段，而我願意改善財務狀況來輔助目的。」由此方向來許下願望，向宇宙發聲。

—— 2 神仙教母 (The Fairy Godmother) ——

神仙教母是常見於童話的固定角色，通常會出現在主角最絕望的情境之中，使用魔法幫助主角，例如《灰姑娘》故事中的舞會。

故事元素

神仙教母代表智慧、直覺和對萬物生靈的虔敬之心。

牌意

您的更高心智（高我）清楚知道答案為何，相信自己的直覺、培養您的信心。數字 2 代表靈性世界與物質世界的平衡；2 號牌與 18 號牌（灰姑娘）有重要連結，可搭配參考建議。

來自贏 (ψξω§) 的延伸思考

「天助自助者，自助人恆助之」，意指上天只幫助會自助的人，若想得到別人或上天的幫助，必須先自我奮發、自我圖強，如此，其他的人一定也會來幫助您。

此外，ψξω§ 想要提醒您，您的更高心智（高我）始終在您之內，您可以連接自己的高我。從本質上來說，高我一直通過感受和直覺在指引您，只是您忽略和否定它，如果想要與高我連接，應先安靜下來，放下頭腦的判斷，進入到內在。有些人可能有類似的體驗或經驗，在連接高我時發揮創造力，會突然發現絕妙的想法，或者在睡夢中得到困擾問題的解答，這便是高我真正發揮作用的時刻！

---

3 鵝媽媽 (Mother Goose)

故事元素

鵝媽媽代表子宮胚胎、心智意識、情緒與感受。

牌意

對自己內在生育的潛能敞開，新的生命與新的開始即將被實現，想想自己的夢想，當中有重要線索。3 號牌與 12 號牌（傑克與魔豆）之間有特別關係，可搭配參考建議。

4 國王的新衣 (The Emperor's New Clothes)

故事簡介

有位喜愛打扮的國王，愛好穿新衣裳。某日，城裡來了兩個騙子，他們自稱裁縫師，利用特殊布料製作衣服，而這種布料只要是愚蠢的人都看不見，並對國王保證能織出美麗又奇特的衣裳，國王聽聞後大喜，便聘用了他們，請他們立刻動工製作衣服，於是兩個騙子便開始在空空的織布機上忙碌；一旁的大臣雖然聚精會神觀察製作情形，但見不著布，紛紛感到害怕，可無人承認，便欺瞞國王的確看到了極其美妙的布料，最後，當騙子向國王獻上根本不存在的衣服時，國王雖然也看不見，但不肯承認自己是愚蠢之人，只好依騙子的指示穿上透明衣裳，甚至穿著「空的衣裳」出巡，結果被天真的小孩揭穿國王根本沒有穿衣服，淪為眾人的笑柄。

故事元素

1. 國王：代表物質界的權力、時間的限制、僵硬的法規、盲目愚蠢的行為、自我毀滅的傾向或是瞬間的覺醒、愛慕虛榮。

2. 大臣：虛偽、阿諛奉承。

3. 新衣：謊言；不存在。

4. 裁縫師：貪圖利益；不擇手段。

5. 孩童：代表靈魂中無條件的面向，永遠敬重真理並追求與自然的和諧合一。

牌意

現在的您都是從過去累積而來的。4 號牌與 13 號牌（睡美人）都有國王，有直接關聯，可搭配參考建議。

來自贏 (ψ ξ ω ∫) 的延伸思考

藉由此故事可以省思幾種心理學常見效應：

裁縫師	國王	大臣
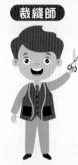	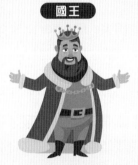	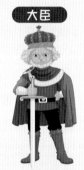
權威效應	**安慰劑效應**	**從眾效應**
相信專家的選擇讓您得到安全感，從而自我剝削了審視的能力	雖然某個事物實際上沒有任何效果，但因心理覺得有效，便真的產生一些效果	受到多數人的一致思想或行動影響，而跟從大眾的思想或行為

效應簡述

1. 裁縫師：權威效應 (Authoritative effect)

為什麼國王會相信裁縫師（騙子）的話呢？這和心理學所謂的「權威效應」有關。權威效應是透過權威的名聲和勢力，以推行、強化或提高某種事物；相信的程度取決於心目中所認定的專業、權威，信任程度會隨之改變，於日常生活中經常出現，例如醫藥用品廣告。人們會覺得自己是明辨是非的人，可以理性思考訊息的正確性，然而，現今有許多新聞或訊息，難以分辨真假，當訊息量太大時，很難有時間一一求證，這時，大腦便會選擇最簡化的方法來接收訊息，方式即是聽權威的。雖然權威效應不代表負面，是大腦節省使用能量的方法，但仍需三思而後行、多加查證。

2. 國王：安慰劑效應 (Placebo effect)

　　安慰劑效應於 1955 年由 Henry K. Beecher 博士所提出[註5]，也稱「非特定效應 (Non-specific effects)」或受試者期望效應 (Subject-expectancy effect)；係指雖然某事物實際上無任何效果，但因心理覺得有效，就真的產生一些效果，亦為「心理作用」的一種。在臨床上，也同時存在著反安慰劑效應 (Nocebo effect)，意指病人不相信治療有效，可能會令病情惡化，此效應可以使用檢測安慰劑效應相同的方法檢測出來，主要是基於病人心理上對康復的期望。

3. 大臣：從眾效應 (Bandwagon effect)

　　從眾效應也稱「羊群效應（Herd behavior）」。人類社會中，人們常會害怕特立獨行，因此選擇主流。而人之所以會從眾，原因[註5]可分為下列幾項：(1) 缺乏自我判斷的自信，因此跟著群眾意思以求安心；(2) 面對的問題難度過高，沒有把握怕失敗；(3) 缺乏責任感，擔心出錯被指責，故跟隨大眾意見；(4) 服從權威；當一個團體的凝聚力、權威性高，成員則容易依賴團體；(5) 群體壓力；在壓抑個體自主性的社會（或國家），更容易產生從眾現象。

　　從眾行為於人類社會現象的展現[註6]如下：(1) 一致性的集體行為或偏好將蔚為風潮：人們會希望得到歸屬感而加入主流動，例如流行音樂、時尚服裝；(2) 行為規範成為一種社會習慣，例如排隊搭乘公車；(3) 認定權威人物經過大多數人認證，抑制了主動去理解事實的念頭。

新衣於心理學上的省思

　　衣服在人類社會的許多情境中可被視為評斷身分地位、價值和財富的象徵；在心理學上，衣服則可視為自我形象延伸的一部分。以下簡單說明：

1. 服裝的顏色、花樣能反映出穿著者理想中的「自我」和「嚮往的生活狀態」。
2. 換衣頻率：高於常人者潛意識裡存在著想逃避現實的慾望，情緒較不穩定，需要藉由華麗的裝扮和預期的稱讚心理來平衡內心傷痛。換衣頻率高者其「本我」存在強烈渴求他人稱讚的慾望，因此，在本我的操控下，「換衣服」動作便產生，此時，心理的變化如：(1) 換衣者想像自己的外貌或是行為投射在他人心中的形象，並從預想和期望中獲得滿足；(2) 想像他人對己身的容貌和行為的判斷，從預期心理中得到短暫的自我慰藉；(3) 藉由他人的評價，來平衡自卑所帶來的痛苦。

現實主義的探討

孩童對生活的體驗抱持著完全的現實主義，其判斷受直覺表像和自動調節限制，並會臣服及完全相信自己所看到及聽到的事情，因此，他們的語言和表現會和具體事物產生直接聯繫[註7]。故事中的天真孩童指出國王沒有穿衣服，只是完整表達了內心想法，此時，孩童道德的「超我」仍內化在他們的潛意識中，而原始的「本我」並不懂得價值判斷，無所謂道德性，故不受統一意志支配及道德感約束[註8]。他們的思想被束縛於個人世界的觀點中，不能採用更高，也就是歷經社會化後的「超我」觀點，使得思想和行為出現「自我中心 (Ego-centrism)」，導致孩童很難站在別人立場來想事情，僅能以自身角度判斷。

孩童的省思

人們在五光十色的世界中，生而帶有的赤子之心漸漸失去，因為有著人類社會給予的框架，透過種種事由經驗，逐漸對周圍事物充滿戒心與懷疑。要如何得於解脫？可從聖者的言論看出端倪，如孟子曾言：「大人者，不失其赤子之心也。」赤子之心為人類心靈的本根；而西方哲學家尼采曾經將人生分為三個階段：(1) 駱駝期：此時期需要負重前行，大多數人年輕時代的成長軌跡即是駱駝時期；(2) 獅子期：此時期是人生高光期，充滿精彩；(3) 嬰兒期：人生經歷掙扎與榮華歲月，回歸生命天真的本質，釋放出如嬰兒般純淨赤誠之心。

期望您能夠如同孩童般認真體驗生活、享受生活，發現生活原本的自在與單純的快樂。

註 5：引自 Beecher, H. K. (1955). The powerful placebo. *Journal of the American Medical Association, 159*(17), 1602-1606.

註 6：引自經理人 (2015)．從眾效應。https://www.managertoday.com.tw/glossary/view/169

註 7：引自 Philip, G. Z. (1988)．心理學（游恆山譯；初版）．五南圖書。

註 8：引自吳光遠 (2009)．關於佛洛伊德——性與夢的世界．創智文化。

─❧ 5 巫師 (The Wizard) ❧─

故事元素

巫師：點化者；仁慈敏銳充滿慈悲心的導師。

牌意

您身邊已出現靈性老師，從您的心，通過夢境、提示和直覺，與高我連結。在童話中仙女或魔法師的角色、實現願望和懲處的寶物皆具有非凡的能力，能夠打破平凡的規則，帶出跳脫傳統親屬關係的想像。

─❧ 6 糖果屋：漢賽爾與葛麗特 (Hansel and Gretel) ❧─

故事簡介

漢賽爾與葛麗特是貧窮伐木工人的小孩，由於繼母害怕食物不足，便說服伐木工將孩子帶到森林遺棄。兩人在發現繼母的計畫後，便事先收集小石頭，沿路扔在地上，使他們能夠找到回家的路，但返家後卻又再次被丟棄到森林，而此次因改丟麵包屑，不幸被鳥兒吃掉，使得兩人迷了路，他們又累又餓；此時，有隻鳥兒指引了糖果屋的方向，他們見到糕餅糖果做成的房屋便狼吞虎嚥起來。房子的主人是一位老婦，她邀請他們進屋並盛宴款待，但其實老婦是巫婆，糖果屋是用來引誘小孩的工具，目的是將孩童養肥並吃掉，巫婆等不及，決定直接把漢賽爾煮來吃，當她在準備時，她要求葛麗特先爬進爐中去確認爐火，她猜測巫婆想把她烤來吃，於是改騙巫婆爬進爐中，將其活活燒死。最後，孩子們拿走巫婆的珠寶，透過鳥兒再次找到回家的路，與父親重聚。

故事元素

1. 貧窮：心靈能量的欠缺。

2. 繼母：負向的母親原型。

3. 鳥：情緒上的安全感，象徵自性、內在指引的力量；內在的自己所指引的方向。

4. 糖果屋：象徵個人慾望、渴望、食慾的貪饞、物質的安全感以及對性逐漸萌芽的意識。

5. 漢賽爾：頭與精神（故事中從糖果屋的屋頂開始吃）。

6. 葛麗特：靈魂（故事中從糖果屋的窗戶開始吃）。

7. 巫婆：意識的黑暗面。

牌意

　　故事象徵著葛麗特（靈魂）解救了漢賽爾（精神）；表示深刻的靈性開端或靈性上的結合，透過靈性的擁抱，幫助您重新經驗無條件的愛。從象徵意義來看這個故事，漢賽爾和葛蕾特其實是同一個人，韓賽爾為陽性面，葛蕾特為陰性面，外來的重大衝擊，帶來覺醒與提升的契機，促成內在的整合，也象徵物質世界與靈性世界之間的平衡。

來自贏($\psi\xi\omega\S$)的延伸思考

　　此故事起源來自於貧窮，貧窮代表心靈能量的欠缺。大衛‧霍金斯 (David R. Hawkins) 在他的著書《心靈能量：藏在身體裡的大智慧》註9曾有敘說許多有關心靈能量的內容，他以「肌肉動力學」做了長達 20 年的科學研究，針對數千名受測者進行數百萬次的測定，發現身體能判定萬事萬物的能量、分辨好壞真假，還能測出意識能量的等級，如等級 200 以上為正能量（心靈能力），而當人們內在的心靈能力達到等級 200 以上時，就不會被外力等級 200 以下所影響、困住。以下摘錄書中內文：「賦能來自意義，意義最重大的東西是從精神世界生起而非物質世界。」、「除非我們將意識提升至克服二元論並不再被世俗世界所束縛的境界，否則便無法進入較高層次的存在」、「當『個人的自我』或『小我』消失，您只剩下擁有無限力量，亦即一切之所是的『無限存有』。這存有取代了過去的『我』之所是，身體與其動作完全由此無限存有的意志所控制。世界被一種『無限的一』的清明所照亮，它表現在一切事物無量無邊的美麗與圓滿之中。」

　　期望人們都能夠連結大我來療癒自己！

註9：引自 David, R. H (2022)‧心靈能量：藏在身體裡的大智慧（蔡孟璇譯；初版）‧方智。（原著出版於 2014）

⟡ 7 彼得潘 (Peter Pan) ⟡

故事簡介

　　來自夢幻島的彼得潘拒絕長大，他喜歡刺激冒險。一天夜裡，他來到達林家偷聽故事，不料卻在急忙中弄丟了影子，當彼得潘回來找影子時，被溫蒂發現，於是他邀請溫蒂和兩個弟弟前往夢幻島，這個地方充滿幻想與驚奇，也有令人畏懼的印地安人和虎克海盜。彼得潘帶著孩子們一起經歷許多令人驚心動魄的奇幻冒險，共同對抗陰險狡詐的虎克船長和兇猛的怪獸，然而，思念家人的孩子們最終選擇回家，離開夢幻島，這趟奇幻的冒險之旅成為孩子們最珍貴的回憶。

故事元素

1.　彼得潘：帶領向前的基本意志，那是難以馴服，無法駕馭的力量。

2.　影子：內心也想要回歸現實的潛意識願望。

3.　溫蒂：象徵「女性」、「母親」的角色。

4.　孩子們：象徵永遠須回到自己中心的那個部分。

5.　夢幻島 (Neverland)：一個有著自己生命和規律的古老心靈。

6.　虎克船長：代表著「邪惡的一方」。

牌意

　　穩定的在生活中前行，試著看見隱而未見的資源，允許自由的做夢與幻想，勇敢冒險。

來自贏 (ψ ξ ω ♀) 的延伸思考

每個人的心中都有一座夢幻島 (Neverland)

　　人們童年期的幻想會逐漸受到成人世界的衝擊，由充滿想像的天真，經歷著考試、學校、分數、科系選擇、畢業出路、乃至婚姻與家庭，而所有的過程都需要調整心理的能量，將資源集中在意識層次，當心理能量越集中在意識，就越無法體察潛意識的真正內涵。

心理能量的重新分配並不是一件簡單的事，因為意識自潛意識處誕生，而每個人的發展進度皆有所不同，有些人快，有些人則比較慢，也有些人剛開始快，後來卻大幅落後。在現實生活往往可發現某些適應不良的人遁入手機遊戲或網路世界中尋找安慰，他們的心思遁入了Neverland。

島裡有無止盡的冒險，永遠充滿樂趣，但它的名字叫做Neverland，也就是說，這座島嶼是虛幻的。現在的社會存在著許多不願成長的人們，他們貶抑外在的現實世界，拒絕長大，猶如故事中的彼得潘。夢幻島象徵孩童的幻想樂園，有自己的生命，它可以「察覺」、可以「醒來」，它與彼得潘間有某種特殊的聯繫，島－就是集體潛意識。

父母象徵

故事中溫蒂的象徵是溫柔的媽媽，虎克是暴戾的爸爸，當他逮到所有遺失的孩子後，他陰鬱地說：「沒有一個孩子愛我。」從描述中可以發現，虎克是典型的傳統父親，但他卻始終站在彼得潘與孩子們的對立面。他熱衷於追求權力，因此不覺得自己的野心太大。

人生意義

在彼得潘的故事中，展現著人本能地偏好自由，但割捨責任的人不會有自由。人生的意義是透過參與世界得到的，參與伴隨著責任；逃避責任的人同時也逃避了意義和生命。

永恆的省思

彼得潘的「永恆」只是現在，想像中的永恆既沒有過去也沒有未來。ψξω§要說的是，若您永遠活在此時此刻、活在當下，長大與變老並不會讓您傷悲。生活沒有愁苦，就不會有歡樂；心理感受是相對的，激情與快樂能維持的時間很短，心理學把這個現象稱為「享樂適應」。

快樂的省思

人類的社會文化，錯誤地將人生目標放在追求自己快樂，但快樂的定義卻非常狹隘。快樂基本上只是一種短暫的滿足，如果追求過度的激發只會造成令人失望的反效果。

彼得潘症候群 (Peter Pan Syndrome)

　　心理學以此症候群來敘述尚未社會化的成人，其來自丹·凱利 (Dan Kiley) 於 1983 年出版的《彼得潘症候群：不曾長大的男人》(the peter pan syndrome: men who have never grown up)；而美國心理學會 (American Psychiatric Association) 則是將其歸類為「依賴性人格特質」，並非以彼得潘症候群來形容。相關症狀與特質請見下表[註10]。

特質	症狀
不負責任	過於自我中心；任性、散漫，出錯愛怪罪他人
缺乏自信	恐懼失敗，不敢任事；面對挑戰找藉口逃避
依賴心強	害怕孤單、寂寞，希望隨時有人幫忙，滿足任何需求
難於堅持	挫折忍受度低，如稍有行事不順或受批評便易情緒化或放棄
關係障礙	交往至需給予承諾之時便會臨陣脫逃，且不時更換伴侶，對象越來越年輕，以逃避負責
其他	穿著打扮如青少年，與年齡有所出入；好奇心強，喜嘗試新奇事物、喜歡熱鬧氣氛等

❧ 8 美女與野獸 (Beauty and the Beast) ❧

故事簡介

　　某名富商有三位女兒，其中小女兒最為美麗，且心地善良、樸實無華，名為貝兒。某年，富商的貨船發生意外，家產一夕間化為烏有，而後聽說有其他貨船載著他的貨物返回，於是滿懷希望趕到港口，卻發現貨物只夠支付水手的薪水；在回家路上，富商心事重重、心不在

註 10：參考自彼得潘症候群·維基百科，自由的百科全書·Retrieved March 7, 2022, from https://zh.wikipedia.org/w/index.php?title=%E5%BD%BC%E5%BE%97 %E6%BD%98%E7%97%87%E5%80%99%E7%BE%A4&oldid=70505940

焉，因此迷了路，期間不慎闖入野獸的城堡，他在城堡發現華美的玫瑰花叢，便摘下一枝玫瑰想送給貝兒，但這時野獸出現，對富商大發雷霆，提出需在一個月內將美麗的小女兒送到城堡，否則富商就得赴死，他被迫接受條件，而貝兒在得知後自願作為交換，到野獸的城堡裏去。

野獸對貝兒很和善，但她開始想家，乞求野獸讓她見見家人，野獸同意，條件是必須在一週後回到城堡來，貝兒欣然答應，並帶著一面魔鏡和戒指回了家；鏡子能讓她知道城堡的動靜，戒指能讓她立刻回到城堡。姐姐們發現貝兒在城堡衣食無憂，十分詫異，對她的幸福生活心生嫉妒，故意要求她多留一天，她們希望野獸會因為貝兒違背諾言，把她活生生吃掉，而貝兒此時用了鏡子窺見城堡裏的情況，吃驚地發現野獸躺在玫瑰花叢旁，因極度傷心而奄奄一息，她立即用戒指回到野獸身邊，卻為時已晚，野獸死了，她哭著說出自己對野獸的愛意，當她的眼淚落到野獸身上時，他起死回生，變身成英俊王子。王子告訴貝兒，很久以前有位仙女向他請求進入城堡避雨，他拒絕了對方，於是被變成了可怕的野獸，唯有找到不在乎醜陋外表的真愛才能破除詛咒。最後，王子與貝兒結婚，從此過著幸福快樂的生活。

故事元素

1. 野獸：遮擋的面目。
2. 美女：內在聲音；真愛。

牌意

接受生命中奇蹟般愛的禮物！聽從心中的聲音！愛常化為其他樣貌，亦同真實；要越過遮擋的面具，看見內在深處。

　　人常常以眼見的表面來看待人事物，如同何權峰[註11]於《把壞日子過成好日子：觀照五種內在本質，找回生活中的滿足感》中所說：「所有的『客觀』，都是出自人們的『主觀』；您的感覺也是自己『想出來』的；您所注意的事，將變成您認為的真相。」

　　美女與野獸的故事中提到了愛情（真愛），提醒了關係的本質，您是怎樣的人，決定您如何看待人；讓您受傷的事，都會讓您更了解自己，您要感謝這面鏡子，不是去責怪；您所愛上的，是自己的「想像」；您因愛而受苦，是您偏離了愛的本質，因為您愛的是自己在愛裡的樣子。請您注意，外在的眼睛看見現象，內在的眼睛則是看到本質，大部分的時間人的內在眼睛是關著的，也因為如此，人能看見利益，卻看不見真理；看見萬物，卻看不見美；人的日子是滿的，生命卻是空的；頭腦是滿的，心卻是空的。

9 白雪公主 (Snow White)

故事簡介

　　某個國家的皇后不小心用針刺傷了手指，並在雪地裡滴下三滴血，皇后祈禱著：「希望我的女兒皮膚純白如雪、嘴唇紅如血，頭髮黑如烏木般漂亮。」而她在生下小孩後不久便離世，小孩被取名為白雪公主。之後，國王另娶一位美麗卻狠毒、邪惡的皇后，她擁有一面魔鏡，邪惡的皇后常常問魔鏡：「魔鏡呀魔鏡，誰是世界上最美的女人？」魔鏡總是回答：「您是世界上最美麗的女人。」

　　白雪公主長大後，出落的越發美麗，七歲時美貌已勝過皇后。有一天，魔鏡告訴皇后：「陛下您的確相當美麗，但白雪公主比您更加美麗。」皇后聽聞，便對白雪公主感到極度生氣與妒嫉，命令獵人將公主帶往森林殺掉，但獵人於心不忍，便放走白雪公主；逃跑中，

註 11：引自何權峰 (2019)．把壞日子過成好日子：觀照五種內在本質，找回生活中的滿足感．高寶出版社。

公主發現了七矮人的木屋，她以整理家務為條件，住在七矮人的屋子裡。當皇后發現白雪公主還存活在世上時，非常憤怒，便接二連三喬裝成農婦去拜訪白雪公主，想要毒害她，儘管七矮人再三告誡，須對皇后有所警惕，但白雪公主看到皇后所帶來的漂亮束衣和緞帶、梳子與毒蘋果，就忘了七矮人的提醒，某日，公主在吃下皇后的毒蘋果後，昏厥過去，一覺不醒，七矮人哀傷地將她放在玻璃棺材中，試圖保存遺體，此時，有位王子路過，發現躺在玻璃棺中的白雪公主，被她的美麗深深吸引，王子想帶走白雪公主，當他們在搬運棺木時，不小心被絆倒，這一晃，竟讓白雪公主將噎住的果核吐了出來，因此甦醒，王子向白雪公主表明愛意後結婚，皇后也因所犯下的惡行被懲罰至死。

故事元素 註 12

1. 白雪公主：更高的自我。

2. 皇后：較低的、虛榮的自我、對外貌完美的追求。

3. 獵人：人性、道德與謙卑。

4. 森林之夜：靈魂黑夜。

5. 七矮人：七個脈輪。

6. 皇冠：頂輪。

7. 束衣緞帶：精神的限制。

8. 梳子：自我認同。

9. 毒蘋果：喉嚨的阻塞、能區別善惡的知識禁果。

10. 心臟：第四脈輪，連接更高自我與較低自我。

11. 沉睡：進入深層內在世界。

12. 復活：完整的生命；清晰的自我了解；療癒。

....

註 12：參考自林瑞堂 (2011) · 點燃療癒之火——靈性治療，最深的靈魂探索 · 生命潛能文化。

您已經準備好接受深藏在內心的古老智慧，您身邊有著靈性協助者與靈性指引的幫助。七矮人可視為公主身上七個脈輪的象徵，也可解讀為人的七種習慣或特點；為了成為世上最美而不擇手段的皇后，可以看成是白雪公主本身愛慕虛榮的低層次內在；而王子是內在的陽性能量，從死亡中復活，象徵內在陰性與陽性的整合完成。只有勇敢的走進內心深處，面對自己的缺陷和黑暗，才得以整合內在的陰性與陽性，從自我追尋的旅程成功返回。

來自贏(ψξω§)的延伸思考

「白雪公主」可對應到隱士牌（處女座）、「美女與野獸」對應到力量牌（獅子座）、「長髮公主」對應到塔牌（火星）、「糖果屋」則對應到戀人牌（雙子座）。此外，故事出現了壞皇后，而人類社會中有所謂的邪惡女王症候群 (Wicked queen syndrome)，用以形容在社會中競爭，對於對手的不幸而幸災樂禍的女人。

10 愛麗絲夢遊仙境 (Alice in Wonderland)

故事簡介

昏昏欲睡的愛麗絲瞧見了慌張奔跑的兔子，出於好奇跟隨其後，不慎掉進黑洞，墜入奇異國度。奇異國度的動物們如同人類會說話，甚至有會唱歌的烏龜，撲克牌也具有生命，他們相互組成一偉大的王國。愛麗絲的舉動成為一次次的冒險，如喝下桌上的藥水、吃下腳邊的蛋糕、蘑菇，身形便會跟著忽大忽小；奇異國度還有時而現蹤時而故弄玄虛的柴郡貓、變成豬的小嬰孩、愛砍人頭的紅心皇后，以及證言毫無邏輯的審判。一場夢境，無數個看似無用的對話，都將幫助愛麗絲尋回自己早已看透的道理。

1. 掉下兔子洞：奇遇總是發生在毫不起眼的時刻。

2. 度度鳥：失去自我感；我們既是造夢者、演員、又是觀眾。意識的自我無法洞悉潛意識的安排，深深地相信自己在夢境裡面的角色與劇情。

3. 糖果屋：口慾的象徵。

4. 戴著懷錶的兔子：是潛意識本能願望正在意識化的過渡。

5. 毛毛蟲：蛻變；身心在夢境裡經歷了很大的變化。

6. 柴郡貓：「那走哪條路都一樣」，如果目標只是要到某個地方，甚至「只要走夠遠」就好；路長在哪裡？其實就長在我們的腳底下。

7. 帽匠、三月兔：生活只剩永恆的現在，雖然不需冒險，但卻停止了創造。

8. 紅心王后：有權威的人，是一個黑暗的母親，統治萬物的同時又吞噬掉萬物；王后也象徵著內心的攻擊性，佛洛伊德索性將它稱為「死亡本能」；醒即要捨棄掉幼稚的自我。

牌意

　　需要以更高的角度看待人生，保持樂觀的心，幸運之神就在您身邊。

來自贏 (ψ ξ ω ξ) 的延伸思考

夢境

　　這個故事強調夢境，佛洛伊德提出了著名的夢境公式：「夢是願望的滿足。」兔子洞就是意識與潛意識的孔道。孔道的出現是為了確保能夠安全地前往陌生的地方，同時又確保能夠回來熟悉的世界。這裡也強調潛意識的強大，它樂於給人們解答，只要人們願意傾聽他的聲音。相信很多人都有過這樣的經驗，長久苦思得不到解答的難題，在夢境裡得到了指引。

12

愛麗絲在這場夢裡經歷了「12」次的身體變化；12 在人類旅程有許多的意義，是個特別的數字，例如：萬神殿有 12 主神、有 12 位巨人族泰坦、赫拉克勒斯完成 12 試煉、亞瑟王有 12 位圓桌騎士、耶穌有 12 門徒、地球圍繞太陽公轉的週期（12 個月）、約是月球繞地球公轉週期的 12 倍、古巴比倫人把每個月太陽經過的天區，劃分為 12 星座，即黃道 12 宮，分別代表了 12 個基本人格型態或感情特質、中國對周天黃道劃分為 12 辰和 12 次、在數學中，12 是第 6 個合數，其因子有 1、2、3、4、6、12；12 的正因子數目是完美數，而所有正因子之和亦是完美數 (1+2+3+4+6+12=28)。

兔子 VS 潛意識

愛麗絲是跟著兔子而來的，卻一度跟丟了牠。經歷過身體的變形之後，落入了潛意識的更深層，與代表本能的動物們相遇。愛麗絲透過夢境進入深層的潛意識裡繞了一圈，又跟著兔子稍稍浮向了潛意識的表層。

毛毛蟲 VS 蛻變

蛻變與完全變態的內涵；愛麗絲的身心在夢境裡經歷了很大的變化，因此她狐疑「我現在不是我自己」。相信有些人也有如此的經驗，常覺得自己內在有種聲音，自己應該是需要有所蛻變的。經歷一些內心的騷動，背後蘊藏的各種可能性也開始浮出水面。

柴郡貓 VS 人生路途的選擇

在故事中愛麗絲問柴郡貓：「請告訴我，我該往哪邊走？」柴郡貓：「那得看您想去哪裡。」愛麗絲：「我不一定要去哪裡。」柴郡貓：「那走哪條路都一樣。」愛麗絲：「只要能走到什麼地方。」柴郡貓說：「喔，沒問題，只要走夠遠，一定到得了什麼地方。」

此段對話頗富深意，「那走哪條路都一樣」，如果目標是要到某個地方的話。路長在哪裡？其實就長在我們的腳底下。人類的旅程目的不只是「過日子」，人們常常拚命抓住物質世界不放，物質世界中的名利、財富、愛情就像手中沙，扭得越緊，沙子流得越快，所以擁有越多物質的人，反而越容易感到害怕。人生是不斷創造的過程，

甚至人類只能創造而無法擁有，因為世上沒有任何事物是在那兒靜止不動等您來擁有的，重點在於過程的輝煌創造，這點期望人類能夠體悟！

帽匠 VS 時間

在《愛麗絲夢遊仙境》裡，帽匠得罪了時間，因此與三月兔永遠地卡在下午茶時光，任憑時間流逝，下午茶永不休止。他們的生活只剩永恆的現在，雖然不需冒險，但卻停止了創造。愛因斯坦認為，時間和空間是人們認知的一種錯覺，現在、過去和將來之間的差別只是錯覺；相對論中提到，不能把時間、空間、物質三者分開解釋，時間與空間一起組成四維時空，時間是構成宇宙的基本結構，如果時間是錯覺的概念為真，人們可以思考過去的您、現在的您、未來的您，這三個不一樣的形象同時出現在面前時，哪個才是真正的您？這三個都是您，如此推算，則每一剎那都會出現新的您。因此，產生出「我」的真相。

超越過去、現在、未來三時的第四時間，被稱為「無時、無三時、原始清靜之大空性時」，它無有變化、遠離生死和衰老、堅實永恆、遠離毀滅，亦被稱為「心性」。因此，如果人們能看見心性的美妙面目，就會自然而然消除時間所帶來的威脅和死亡的恐懼。在這裡探討時間的意義，對於人類而言，賦予時間的意義即是生命存在的意義，人類應該要用時間去實現與創造。

紅心王后 VS 頭腦

王后的口頭禪是「殺他的頭！」王后象徵內心的攻擊性，佛洛伊德將它稱為「死亡本能」，其目的是將生命回歸到無機狀態。而王后常說的殺頭也讓人們思考一個問題，整理都有個不可或缺的過程，就是「丟棄」，人類在許多時候需要將頭腦丟棄，即便我們下定決心要做好某件事，內心仍會出現許多「妨礙者」，如負面情緒，但要清除負面情緒並非不理會，需要「覺察」，並學習用不同視角來觀看現況，才能看見實相，只要了解當下的您、了解當下身邊與您互動的每一個人，在現在所過的人生當中，它有著一切的線索和暗示，因為在每件事情當中，都暗含蛛絲馬跡和一整個宇宙秘密的線索，也就是說，所有未知的實相的線索，都是在當下。

全宇宙的秘密，都以吸引力法則的事件來到您身邊，只是自己有沒有發現而已。生命中每件事、每個思維、情緒、突然的心血來潮、突然的衝動，皆是生命的線索，您要從來到您身邊的人事物去找線索。許添盛醫師於《自我覺察：朝向內在快樂的過程》這本書提及，「只要您改變了，您的世界就改變了。」您不需要對其他人負責，只需要對自己負責[註13]。若人們能夠看到自己當下的每一個起心動念，遇到每件事回頭來問自己是什麼信念，學習覺察，便能夠讓人們找回自己。人生也是認識自己的過程，每個人都是有價值的存在，每個人也將圓滿地完成此生的價值。

〜🍂 11 點石成金 (The Midas Touch) 🍂〜

故事簡介

此故事為古希臘神話：三千多年前的土耳其國王邁達斯 (Midas)，自出生後就非常貪戀財富，後來向酒神祈求，希望賜予自己「點石成金」的法術，神明答應了他，於是邁達斯很快便成為世界上最富有的人；他觸碰到的一切都能變成金子，包括食物以及王后、女兒在內，邁達斯後悔了，想挽回一切，於是再次祈求酒神，神重新允諾，引領他前往帕克托羅斯河，當他接觸到水面時，能力就轉移到了河裡，河中的砂石立刻變成了黃金，而他也終於得以擺脫這項麻煩的技能，一切也都恢復原狀。

故事元素

1. 國王：貪婪。

2. 金：價值。

註 13：引自許添盛 (2018)．自我覺察：朝向內在快樂的過程．賽斯文化。

需要認清主宰生活的主要價值，並理解原則及觀念如何影響您的決定。每個人都有點石成金的能力，重點在於如何善用。所有的言行都會帶來相對應的回報，因果是真實的法則。

來自蠃 ($\psi \xi \omega \oint$) 的延伸思考

　　成語「點石成金」的典故，來自晉朝的旌陽縣；那裡曾有一位道術高深的縣令，叫許遜，他能施符作法，替人驅鬼治病，百姓們見他像仙人一樣神，便稱他為「許真君」。某年由於收成不好，農民繳不起賦稅，許遜便召集大夥把石頭挑來，然後施展法術，用手指一點，將石頭變成金子，並用這些金子補足百姓們拖欠的稅金。現今社會則將點石成金比喻成化腐朽為神奇，或是對人稍作指導，就可以讓他幡然醒悟。

　　而希臘神話的「點石成金」所要探討的，在於「價值」；這邊另舉一個小故事來說明。

《小和尚賣石頭》

　　小和尚請教禪師：「師父，我的人生最大的價值是什麼呢？」禪師：「你到後花園搬一塊大石頭，拿到菜市場上去賣，假如有人問價，你不要講話，只伸出兩個指頭，假如他跟你還價，還是不要賣，將石頭抱回來，再拿到博物館去，再抱回來，最後拿到古董店去賣；若有人還價，你就照例再把石頭抱回來，師父告訴你，你的價值是什麼。如此，從菜市場出價 20 元到古董店出價 20 萬元，兩者相差一萬倍。」此則故事可以啟發對人生的思考，請您思考如何定位自己的人生？您要為自己尋找一個怎樣的人生舞臺？

　　其實，您的心在哪裡，您的財富就在哪裡。人們需要傾聽自己內在的聲音，那聲音是您的天命，實現天命的過程就是尋寶的過程，即使在過程中會經歷許多艱難，但同時也讓生命更加豐富、輝煌。藉由點石成金的故事，$\psi \xi \omega \oint$ 也想提醒人們，當事物在發展振動，周圍一切也會跟著發展振動，這也同時顯現「心念」的重要性，您是如何的人，便會以如何的眼光看待他人；心境改變，看待事物的方式也會產生變化。

12 傑克與魔豆 (Jack and The Beanstalk)

故事簡介

　　一位名叫傑克的貧窮男孩，和母親生活在一起，家中只有一頭母牛。某天，母牛再也擠不出奶了，母親便要求傑克將母牛牽到鎮上去賣，路途中傑克遇到位老人，他以豆子交換母牛，母親知曉後生氣地臭罵傑克一頓，並將豆子扔到窗外，隔天早上，傑克發現被丟出窗外的豆子已長到了天空，他順著豆莖爬上雲端，發現一座巨大的城堡，城中住著巨人；傑克偷走巨人的金幣、金母雞與豎琴被巨人發現，他想要抓住傑克，傑克驚慌地滑下豆莖，巨人也跟著爬了下來，當他回到地面後便用斧頭使勁砍豆莖，豆莖被砍倒，巨人也從半空中摔落地面，從此以後傑克與母親就靠著金母雞和豎琴，過著幸福的日子。

故事元素

1. 傑克換豆：跳脫世界既有的邏輯。

2. 母親丟掉豆子：放棄希望；儀式上的交託與臣服。

3. 巨人：各種恐懼或未知恐懼；心靈黑暗面；憎恨與憤怒。

4. 金幣：物質與實際行動。

5. 金母雞：保護；正向母親形象。

6. 豎琴：和解的象徵。

牌意

　　以全新的角度看待人生及身邊親密的親人、伴侶、朋友關係。此外，若運用正面思考，可以為您的世界帶來不同的篇章，您是可以征服巨人般地難題的。在身體方面，脊椎如同靈性的豆莖，可透過靜心調理貫穿的脈動。

假設將傑克所遭受的經濟困境回應到人類社會中，若遭遇了困難，許多人們仍死守原有的定義與標準沒有進行修正，也許這樣的情況是引發自身或他人痛苦的一個來源。原因是這些被人們視為牢不可破的信念，導致人們不知變通，以相同的方法來解決問題，若能適時運用權變概念或理論，因應不同的情境或情勢，改變原有的信念和行為，甚至採取截然相反的路徑，也許就能夠跳脫惡性循環。然而，也許會帶來風險，也可能需要更多代價，在某些情況下，甚至必須暫時捨棄重要的事物，如同故事中傑克僅剩的母牛。在人類世界中，人們需要思考一個概念－「轉念」，面對生活的衝突與瓶頸，轉念或許可帶來另一種平靜。嘗試換角度看人間，用轉念觀照生命。

13 睡美人 (Sleeping Beauty)

故事簡介

王后誕下睡美人非常高興，邀請人類和仙族的各方好友前來盛宴，卻沒有邀請邪惡的女巫卡拉波斯，女巫懷恨在心，便將詛咒作為禮物－公主會被紡織機的紡縋刺破手指而喪命，幸好紫丁香仙子還未獻上祝福，她減輕了女巫的毒咒，公主雖不會死但會沉睡，若有真心愛慕公主的人獻上親吻，公主便能甦醒，而後國王下令禁止使用紡縋，如此相安無事直至公主 16 歲，但不巧公主在一座古塔中遇見用紡錘紡線的老婆子，公主一挨着紡錘便隨即倒地沉睡，四周的藤蔓荊條成為公主睡牀的簾帳。某日，年輕的王子路過，兌現了仙子的祝福，將公主吻醒，兩人從此過着幸福的生活。

1. 睡美人：靈魂；內在陰與陽的面向。
2. 死亡：深刻的長久睡眠，終將醒來，再次與摯愛相聚。
3. 沉睡一百年：人生在世，靈魂離開肉體的時間，內在不斷學習與進化。
4. 王子：主動積極的一面。

牌意

　　內在深處正經歷變化，需要長時間沉澱與思考，可探索夢境、解析角色、符號、情節等象徵的意義；其也代表睡眠的療癒，透過充分的睡眠與夢境的解析，將成果帶入生命之中。

來自龘($\psi \xi \omega \S$)的延伸思考

　　「睡美人」和死神牌都在傳達關於個人蛻變的深刻訊息，兩者間有相當共通的寓意，強調死亡與重生。生命是永恆的，沒有出生沒有死亡，在人類世界中，死亡的是身體（載具），然而重要的是，人們的每一刻、每一個當下都是死亡與重生。死亡與重生一體兩面，是整體的、無可分割的，請學會接受萬事萬物的一切，接受萬事萬物原本的樣貌，掌握每一個當下，過好每一個當下，讓生命如同盛開的花，綻放芬芳與熱情，散發慈悲、散發愛！

　　請您注意到，死亡與重生這個概念，真正的核心是懂得重生的心態而不是身體，即使身體不健康，但禁錮的只是肉體而不是心，若是心態不好，會影響巨大並定格今生。

🐚 14 守護天使 (The Guardian Angel) 🐚

故事元素

　　守護天使指更高力量的協助。

敞開心及頭腦，恢復平衡，當您請求更高力量的協助，祂們會前來溫柔幫助您。

來自贏 ($\psi \xi \omega \S$) 的延伸思考

高我

此牌卡對應塔羅牌－節制 (Temperance)，代表適度與禁慾的意思，也有更高連結之涵義。守護天使是屬於人之外的一股保護力量，也是靈魂的另一種面向，也可能是「高我」。高我是內在的、本源的，是實現此生目標的一個指引，有時高我會轉化「內在聲音」提醒著您，若沒有察覺，在人生中也許會出現種種現象，如生病、感情觸礁、人生重大事件等，都可說是高我試圖以「重大刺激」來提醒嚴重偏離大路的您。

很多時候您會感覺與高我是分離的，那是因為您的舊有信念、不安和恐懼等印記，都會阻礙您和高我的連結，但請記得，高我是靈性的一部分，靈性層面的一個延伸，高我不會與您分離，只是您忘卻高我的存在。與高我連結，在某程度上是自己在連結自己，當您憶起高我，這是重新建立連結的第一步，當您了解到高我隨時隨地都在協助您達到靈性所設定的人生目標，高我在等待著您向它們發出您的第一個請求的時候，您的能量管道便會開始對準，一切都會自然發生，並逐漸開放連結到您的高我。

天使

西方文化中天使的概念來自於宗教，天使的希伯來文原文 mal'akh (מַלְאָךְ) 是「使者」的意思，中文翻譯為天使。在最初的猶太宗教中，天使是聖經中所提到的一種大能靈體生物，具有自由意志，在這裡 $\psi \xi \omega \S$ 並不是要分享天使的種類，而是與您分享人間天使這個概念，不論您是否有宗教信仰，相不相信人是神所創造的，請試著相信每個人的生命都有其目的；有些人也許自願來到人間成為「人間天使」。朵琳・芙秋 (Doreen Virtue) 於《人間天使的決斷力：真正去愛，而不是「當好人」》[註14] 這本書說到，人間天使運用祈禱、仁

註 14：引自 Doreen, V. (2014)・人間天使的決斷力：真正去愛，而不是「當好人」（林瑞堂譯；初版）・生命潛能。（原著出版於 2013）

慈與愛來幫助他人，他們不分性別、性取向、種族或宗教，並且只有他人快樂，他們才會快樂。也許在您的生命裡會出現許多人間天使，又或者您自己就是別人的人間天使，無論如何，您可以在自己的生命情境中決斷，在人的生命逆境中會迫使人成長茁壯，很多時候當您別無退路，內在力量也會展現。

許多人會害怕人生中的種種衝突（如關係上的衝突），害怕衝突的自我，通常會為了獲得平靜，而允許生氣的人對您為所欲為，此時人生反而會出現警訊，要知道重點不是衝突與逆境的結果，而是在於學會以安定、平靜來「面對」逆境。

———— 15 大野狼 (The Big Bad Walf) ————

故事元素

大野狼。

牌意

請擁抱自己的恐懼、懷疑及心靈沒有被整合的部分，接受自己的黑暗面，用自己的光照亮心靈黑暗面；發覺自己的憤怒、妒忌，將之轉化為喜悅及理解。不要對自己及他人說謊，活出真實的自己。

來自贏 (ψ ξ ω ϟ) 的延伸思考

此牌卡對應塔羅－惡魔；天使代表光明面，惡魔代表著黑暗面。人本能地逃離黑暗面（陰影），但黑暗面總會出其不意地一再出現，那是為了提醒您，您需要去擁抱自己黑暗面才能找到人生的解方。黑暗面又是什麼？黑暗來自於目光無以觸及的地方，可能是您不願意面對、不想觸碰的自己，也可能是過去的傷痛，但更多是自己的問題。那些被埋葬很深的記憶傷口，可能來自於原生家庭，也可能是成長歷程遭受到的暴力，如被忽略、冷漠的對待或是支配控制。光明與黑暗的平衡可存在，所有的生物都活在兩極之間，光明與黑暗、創造與毀滅、上與下、男與女等。請您正視自己的黑暗面而不是逃避它。

實作小方法

1. 將內在陰暗面說出來：您可以告訴朋友或在紙上寫上陰暗面，讓陰暗面浮面，面對它，再用智慧隨時間放下它、轉化它。

2. 用愛的眼光來看待每一面向：開心的時候放開笑、傷心時容許大聲地哭出來、疲憊時容許自己休息，但在這些面向的同時，注意背後隱藏的訊息，例如您因悲傷而需要安慰。請接受最真實的自己。

3. 對自己陰暗面更仁慈一些：保持正面心態對待困難，給自己愛和寬容。您的陰暗面不一定是壞事，只是生命中另一件可以去學習愛的體驗。

4. 試著相信因果與宇宙法則能量：當您開始進入自己的陰暗面，暫停下來，允許自己感覺正在體驗怎樣的痛苦，而不是麻醉自己或逃離；完全的感受它，帶著愛和勇氣讓自己沉浸於它，直接正向的面對將有助於讓您自身的光照亮黑暗。

❧ 16 長髮公主 (Rapunzel) ❧

故事簡介

　　懷孕的妻子注意到隔壁巫婆的花園種了美味的蘿蔔，丈夫為了妻子便闖進花園偷摘，巫婆指責丈夫的偷竊行為，他哀求巫婆原諒，巫婆雖同意寬恕，但條件是必須將孩子交出來，丈夫無奈只好答應，在此不久妻子便誕下一名女嬰，巫婆隨即出現抱走女嬰，並命名為長髮姑娘 (Rapunzel)。

　　巫婆將她關入森林的一座高塔，高塔既無樓梯也無門，只有房間和一扇窗戶，每當巫婆要上塔時，便會在塔下大喊：「長髮姑娘、長髮姑娘，放下妳的長髮，讓我爬上這座金色的梯子。」長髮姑娘聞聲後便會坐在窗邊，放下她的金色長髮，讓巫婆沿著長髮攀爬上塔。有一天，王子騎馬穿過森林時，聽見長髮姑娘的歌聲，被其美妙聲音所吸引，他開始尋找歌聲來源，找到了囚禁長髮姑娘的高塔，王子仿效巫婆的方法上塔，一見鍾情下要求長髮姑娘嫁給他，長髮姑娘應允，

但巫婆發現了他們的計畫，盛怒之下將長髮姑娘的頭髮剪去，並將她扔至荒郊野外任其自生自滅，當王子再次於塔下呼喚時，巫婆將剪下的長髮姑娘的辮子垂下，將王子拉上塔，王子上塔後看見的是巫婆，大吃一驚，巫婆告訴王子再也見不到長髮姑娘，他情急之下便直接往窗外跳了下去，不慎被荊棘刺瞎，從此王子只能在鄉間的溼地附近流浪；而長髮姑娘大難不死，還生了一對龍鳳胎。某日，當長髮姑娘一面唱歌，一面在河邊提水時，王子突然聽見長髮姑娘的歌聲，兩人重逢，互相擁抱，長髮姑娘落下的淚讓王子眼睛重見光明，最後，他們一起回到王子的王國，過著幸福快樂的生活。

故事元素

1. 長髮：自我中心的意識。

2. 歌聲：覺醒；需要被世界聽見。

3. 切斷長髮：自我意識被重新形塑；正在經歷改變。

4. 盲眼王子：停止主動追求；避免過度依賴感官與外在世界。

牌意

　　請準備迎接轉變，生活將面臨改變；有您意想不到或吃驚的事情即將發生。請清除內在小我的舊有慾望及不滿，一個轉念可讓您跳脫原本個性所帶來的限制。現在正是與過去牽絆切除的好時候，切斷您的因果，擺脫讓您疲憊的行為模式，讓自己未來重獲新生。

來自赢（ψξωϟ）的延伸思考

　　在這裡要強調轉念的概念；賴佩霞在《轉念的力量：不被念頭綁架，選擇您的人生，讓心靈自由》[註15] 書中所定義的轉念為：「轉念的本意不是要我們把頭撇開，漠視過往曾經發生的事件，而是提供一個明確的方法，幫助我們看清阻礙內心釋懷的主因，藉此找到面對現實的力量。」而書中提倡的轉念方法，是「不要急著相信自己的念頭」，請您試著透過問題去「看清楚事情的真相」。下列五個步驟提供參考：

註15：引自賴佩霞 (2021)．轉念的力量：不被念頭綁架，選擇您的人生，讓心靈自由．天下文化。

🌷 Step 1 ——真的嗎？

　　幫助自己跳出慣性思考模式是轉念功課的第一步，把您從虛幻當中喚醒。

範例：「沒有人愛我，真的嗎？」透過此問題，能讓自己開始冷靜並和內心對話。

🌷 Step 2 ——我能確定這是真的嗎？

　　重新定錨，釐清真相。在「念頭」和「事實」間騰出空間，保留給「成長或不確定」的可能性。

範例：從您的角度檢視，這句話是真實、可靠的嗎？是否真的認為沒有人愛您呢？

🌷 Step 3 ——有這個念頭時，我如何反應？

　　不悅的念頭影響我們的抉擇判斷，也影響身心健康。

範例：請您好好回想，當您覺得自己沒人愛時，您的身心靈反應如何？生氣？抑或是沮喪？又或者傷心哭泣？狂吃東西？謾罵他人？變胖？變瘦？憂鬱？

🌷 Step 4 ——沒有這個念頭時，我是怎樣的人？

　　將停滯的能量解開，回歸輕鬆自在的狀態。

範例：將原本存在的生命狀態與現在頭腦裡「沒有人愛我」的念頭分隔開，重新連結以往曾經擁有的輕鬆、健康和有自信的體驗。試著想想若沒有這個念頭困擾您，您的狀況會如何？

🌷 Step 5 ——反轉，並找出 3 個實例。

　　將思緒集中在對自己有意義的地方，帶來新的領悟與自由。

範例：請思考是真的沒有人愛您，還是念頭不完美？您可在此階段想出不同反轉：

1. 請您舉出 3 個在人生中被愛的經驗或人。
2. 請您舉出 3 個覺得念頭不完美的例子。
3. 請您寫下或說出愛自己的話。

　　轉念的目的是幫助您轉換內心的念頭，而不是事件本身，請允許痛苦的念頭出現，並承認當下的情緒，接受它，透過問題去探討背後的真實，放下困擾您的「應該」，才能對未來感到「期待」。

故事元素

星星。

牌意

重要願望或希望可能很快實現；可以對天上的星星敞開心胸，讓更高層面的您引領您與宇宙能量連結。您的本質是靈魂之光，您可以活出真心希望實現的人生。

來自贏 (ψ ξ ω ʃ) 的延伸思考

許多人應該有過這樣的經驗，小時候生日吹蠟燭會特別認真許願，然而長大後因受到種種現實社會洗禮，開始覺得許願只是形式，宇宙怎麼可能讓人願望成真？ψ ξ ω ʃ 想要跟您分享的概念是，每次許願，其實都是一種「正念練習」，是明確向宇宙萬物表達內心的舉動，最重要的是，許願會幫助您抽換負面心態，從「不可能、做不到、好困難」，轉向為「一定可以、總有一天辦得到」；當您學會正面看待事物，就能潛移默化轉變負向磁場，進而改變做事方式，當心態對了，生活便可以漸漸走向期待的道路，讓願望成真。

皮埃爾‧法蘭克 (Pierre Franckh) 在《這樣許願就會成功：七大法則讓您精準向宇宙下訂單》[註16] 這本書中提及向宇宙許願的七大法則：

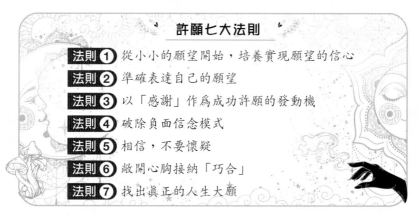

許願七大法則

法則 ❶ 從小小的願望開始，培養實現願望的信心
法則 ❷ 準確表達自己的願望
法則 ❸ 以「感謝」作為成功許願的發動機
法則 ❹ 破除負面信念模式
法則 ❺ 相信，不要懷疑
法則 ❻ 敞開心胸接納「巧合」
法則 ❼ 找出真正的人生大願

註 16：參考自 Pierre, F. (2012)．這樣許願就會成功：七大法則讓您精準向宇宙下訂單（賴雅靜譯；初版）．方智。（原著出版於 2005）。

許多人在許願時常常用未來式—「我希望」，但皮埃爾特別強調，許願時要使用「我＋現在式」法則，假裝願望已經成真。

您所處的世界如同愛因斯坦所說，是一個二元對立的世界，意即有陰就有陽、有男就有女、有黑就有白，此類概念也適用在願望上，當您許願：「想要變有錢」，試問您為什麼要許這樣的願望呢？是由於現在沒錢？或是對金錢感覺到匱乏？同理，不論願望為何，都跳脫不了二元對立；「想要」有對象，就是「沒有」對象，「想要」有健康，就是「沒有」健康，而這些會產生什麼樣的問題呢？主要是在於您「情緒的專注點」。

曾經流傳過一個故事：某位充滿智慧的印地安老酋長告訴小孫子：「每個人內心都存在著兩隻狼間的爭鬥，一隻狼為『惡』，牠迫使您生氣、嫉妒、憎恨、傷心、後悔、貪婪、自負、自憐、自卑、說謊、自大、虛榮心、本位、利己、毀滅性的自我；另外一隻狼是『善』，牠幫助您經驗到愉悅、平和心、愛、希望、人性、慈善、關懷、真誠、慷慨、熱情、誠懇、信心、自重，並幫助您培養施捨、建設性的自我。默默聽著祖父故事的小孫子想了一下，問到：「最後，哪隻狼獲勝？」人生歷練豐富的老酋長說：「孩子，您餵養的那隻狼贏了。凡是您餵養的，就會變強壯。並不是您以為的因為牠是惡狼，牠不好，牠就會輸，也沒有因為牠是善良的狼，牠就應該要贏。這中間沒有是非、沒有對錯。」因此，當您許下想要變有錢的願望，卻經常專注在「現在沒有錢」時，您就是在餵養「我沒有錢」，就是在告訴宇宙真正想要的是「我沒有錢」的願望。所以，許願前要先弄清楚概念，才不會每次許願都讓您掉進莫大的陷阱裡。

❧ 18 灰姑娘 (Cinderella) ❧

故事簡介

有一位漂亮的女孩名喚仙杜瑞拉，經常受到惡毒的繼母與兩位心地不好的姊姊欺侮，被逼著做粗重的工作，弄得全身滿是灰塵，甚至被戲稱為「灰姑娘」。某天，王國準備舉行舞會，邀請全國的女孩出席，但繼母與姊姊不讓灰姑娘參加，然而在神仙教母的幫助下，灰姑娘得以參加舞會，並和王子共度愉快的時光；倏地即將午夜 12 點，

精靈的禮物—另類療法

一旦鐘聲敲響魔法便會消失，灰姑娘不得不離開，在下樓時不小心遺落了一隻玻璃鞋，王子憑藉這隻鞋開始尋找灰姑娘，儘管繼母與姐姐給予重重阻礙，最後仍成功尋見灰姑娘，從此兩人便過著幸福快樂的生活。

故事元素

1. 仙杜瑞拉：靈魂。

2. 王子：精神。

3. 玻璃鞋：新的開始；人生轉變的意象。

牌意

請探索自己內在深處對過去、家庭、母親、困頓生活的感受；認知到哀痛與謙卑，它們會引領您迎向喜悅，讓您的心得以發光。若傷心，讓眼淚流下，人生中艱難的任務都會成為您靈性的成果。

來自贏 (ψ ξ ω ş) 的延伸思考

不知道您是否聽過這樣的說法：人生是自己所寫的劇本，而您，每天一直以同樣的劇本、同樣的思維、言行模式，演繹著同樣的人生。這樣的人生並不會有什麼變化，若是想要不同的人生，則必須學會用新的思維、新的方式、新的態度，來改寫人生劇本，才能擁有全新的人生。

何權峰在《所有經歷，都是為了成就更好的您》這本書提到：「命運不會捉弄人，只會讓我們與真實的自己相逢。我們可能在同一個問題打轉，直到勇敢面對並學會解決。」[註17]人往往需要經歷及歷練之後才能懂得新生，如同印度諺語：「沒有不好的經驗，只有好的經驗或是學習的課業。」因此，即使過去或現在的您感受到生活帶來的創傷與痛苦，但請記得，沒有任何經歷是徒勞無功的，不論經歷曾帶給您痛苦，在其中一定會教您些什麼。若在檢視過後發現沒有想要的，那麼就是讓您明白，您所不想要的。

....
註17：引自何權峰 (2021)．*所有經歷，都是為了成就更好的您*．高寶。

人生沒有白走的路，沒有錯誤的選擇，苦與淚最終都將成為您成長的養分；或許難以接受，但可帶領您突破現況。那些讓您遠離幸福的，也使您清楚幸福是什麼，讓您更加珍惜幸福。神仙教母曾說：「即使是奇蹟，也需要一點時間。」每個人在探索自我及心靈的過程是需要時間嘗試的，唯有走過這個歷程，才有機會穿上屬於自己的玻璃鞋，祝福您！

⟬ 19 黃磚路 (The Yellow Brick Road) ⟭

故事簡介

黃磚路是小說《綠野仙蹤》中的元素。黃磚路是主角桃樂絲・蓋爾被指點從小人國到翡翠城以尋求大魔術師奧茲幫助所要走的路。

故事元素

黃磚路。

牌意

一道引領您生活的靈性太陽之光正為您而來，請讓它填滿您的暗角，去追尋更高的目標。您所找的一切都觸手可及，它已經準備好被您最深的期待與希望填滿。

來自贏 (ψ ξ ω ϛ) 的延伸思考

每個人都有自己的生活方式和價值觀，人生道路是自己走出來的，適合自己的生活方式即使苦，也能嘗到甜頭、體會到快樂。您的人生道路，也許並不寬闊平坦，可能充滿曲折，然而，您是否能看到沿途的美景如畫如詩？這些只有自己才能欣賞和理解。

每個人都有不同於他人的旅程，但都有著一個目標－找回自己，也稱為覺醒，這是人生最大的目的。不管現在面臨怎樣的問題，也許可以試試楊定一博士於《全部的您：跳出局限，擁抱生命無限的可能》[註18] 這本書所提到的，問自己：「問題到底是什麼？」

註18：引自楊定一 (2017)．全部的您：跳出局限，擁抱生命無限的可能．天下生活。

生命是一瞬接著一瞬，不管如何大的災難或困境，過了這個瞬間，也只是如此，在每個這樣的瞬間，提醒自己，問題到底是什麼？也許您會感到絕望、恐懼、憂鬱，再問一次自己：「現在，問題到底是什麼？現在！這裡！問題到底是什麼？」答案可能是單純正在呼吸、正在歎氣。楊定一博士指出，您之所以把問題搞得很複雜，是因為連串了過去，投射到未來。但是，在那一瞬間是相當單純的，只要堅守這一點，便會發現宇宙突然打開，把您包容起來，引導您每一個瞬間勇敢地走下去，走出最好、最周到的一條路。

20 三隻小豬 (The Three Little Pigs)

故事簡介

　　三隻小豬長大了，要蓋自己的房子，豬大哥只用一堆茅草來蓋房子，豬二哥蓋了一座木屋，而豬小弟想要安全又堅固的房子，於是花很久時間蓋了磚屋。某日，豬大哥家附近出現了大野狼，大野狼把茅屋吹走，豬大哥只好慌忙逃到豬二哥家，木屋雖比茅屋堅固，卻不及大野狼的蠻力，他將房子直接撞倒，於是他倆再趕緊逃到豬小弟的磚屋；大野狼想方設法就是弄不壞磚屋，便想著從煙囪爬進去，豬小弟在壁爐放了一盆熱水，趁大野狼爬下來之際燙傷他。趕走大野狼後，豬小弟讓兩位哥哥一同住在他的房子裡，快樂地生活。

故事元素

1. 小豬：人類的抱負。

2. 大野狼：自私；貪婪；瞋惡；混亂力量。

3. 吹倒房子：一股為地球帶來浩劫的靈性與自然的生命能量，如暴風雨、颱風等。

4. 磚房：強而牢固的立基點。

　　請用實際的角度建構世界，花時間思考重要的決定；注意到您的思維言行會對未來造成改變，增強自己的正面、積極與內在良善本質，讓黑暗無法摧毀您。

來自贏 (ψξω§) 的延伸思考

　　人終其一生都在蓋房子，蓋得不是具體的房宅，而是生活型態與財務結構；不同材質的房屋象徵不同的生活型態與收入結構；至於大野狼，是代表人生中突如其來的風險。三隻小豬象徵不同的人生哲學，第一隻小豬選擇蓋茅屋，這樣的人屬無憂無慮的樂天派，但某種程度上也可說是得過且過；第二隻小豬選擇蓋木屋，這樣的人相信一分耕耘一分收穫，所以會在職場力爭上游，但也可能因為太專注眼前目標、過於精打細算，較少長遠規劃；第三隻小豬選擇蓋磚屋，這樣的人有著危機意識，更懂得未雨綢繆，所以願意比別人多付出一些心力，投資在當下看不到立即成果的人事物上，只為追求長遠的安全感。

　　每個人都有獨特的人生、有自己學習成長的地方，三隻小豬沒有誰對誰錯，三種不同的生活型態與財務結構也沒有高下之分，在這裡想要分享的概念，是「內在強大」，在外在世界的追逐中，許多人會感到生活越發空虛，但總有些人能面對困難，始終堅定自己，有些人卻無法，原因是什麼呢？請您先明白困住您的都不是外在的原因，那是內在失衡所造成，內在失衡的情況下，內在力量就會在無形中被禁錮住，所以在面對渴望的事物時，總是無法順暢表達。該如何將內心修煉得足夠強大呢？第一步便是與內在連結、與內在小孩對話（與內在小孩連結詳見意念療法篇），它能幫助您更深入地自我察覺，當內在的小孩越感到自在，就越能連結到自己的堅強與力量。愛是內在連結的過程，內在是一個小宇宙，整個宇宙的運行就在您裡面，但您沒有覺知而已。

➤ 21 大地之子 (The Earth Child) ➤

故事元素

孩子：尚未誕生，正準備重生的靈魂。

牌意

強大神聖力量正在您的氣場孕育，讓孩子般地驚奇充滿生活，用全新的眼光看世界。

來自贏 (ψ ξ ω ϑ) 的延伸思考

大地之子對應到塔羅牌－世界。塔羅牌中的世界，是大阿爾克納牌組中正向的牌之一，象徵成功與完滿。世界牌（21 號牌）是 22 張大牌的最後一張，也是靈性成長旅程的終點，結束這段旅程的同時，另一個旅程也正準備開始。世界牌也代表幸福，而幸福不是一種靜態的感受，而是不停流轉的動態、連結整體世界的元素。若您將自身與所有的元素一起作用，生命就能感到充實，並且獲得祝福，最終取得動態的協調與和諧。

「童話」的英文為 "Fairy tale"，Fairy 是精靈的意思，《解讀童話：從榮格觀點探索童話世界》[註19] 一書曾提及：「精靈的世界與夢比鄰而居，如果夢是通往個人潛意識的皇家大道，那童話的世界便是一通往集體潛意識的華麗之路。」。透過內在小孩同化療癒卡探討許多世界童話，能對人的心靈真相有更豐富的洞察。期待您能以孩童純真的心及眼看世界，將人生的所有困境化成幫助您成長有意義的童話，深刻省思其中隱含的哲理。

....

註 19：引自 Marie-Louise, V. F. (2016)．*解讀童話：從榮格觀點探索童話世界*（徐碧貞譯；初版）．心靈工坊文化。（原著出版於 1996）

在此篇章介紹了不同的牌卡，牌卡不外乎是在幫助您了解自己；您是否已經準備好了解自己了呢？歌手蘇慧倫的歌曲《真面目》，有段歌詞寫著：

當我和歲月短兵相接
回顧還是該往前
外人看來　我的堅決
只是脆弱　被藏得妥貼

真面目或許沒人發現
但我也有那一面
多愁善感　偶爾崩潰
不負責任地想　從前

您認識的我　只是一部分的我

真面目若是被誰看見
我不介意他幻滅
欣賞自己的　不完美
這是我生為人的愉悅

　　您是個什麼樣的人？自我探索的過程需要透過自己和他人拼湊出您的模樣，提升對自己不同面向的認識，也就是提升「自我覺察」。美國社會學家顧里(Charles Horton Cooley)提出「鏡中自我」的概念，認為每個人的心中都有許多面鏡子，他人就像一面鏡子，自己可以透過他人對自己的反應，或理解他人的評價來認識自己。「自我」會經過三個步驟而逐漸形成，先後為呈現、想像判斷、主觀解釋，「呈現」如想像自己在他人眼中所呈現的樣貌；「想像判斷」如想像他人對自己的容貌或行為的看法；「主觀解釋」如透過他人評價產生自我的感受。

人的「人格發展」及「自我意識」的養成過程中，會受到鏡中自我的影響，也就是說，「鏡中自我」的模樣會影響我們成為什麼樣的人，比方說：我認為別人怎麼看我，會影響我覺得自己好不好，進而影響我成為什麼樣的人，例如個性、心理健康、特質等。然而，人們心目中的「鏡中自我」，很可能和現實有所落差！譬如有研究探討同儕人際網絡互評對自我覺察的影響，發現自己的好友並不是最了解自己的，反而是那些不喜歡您的人比較了解您，因此，在生活中勇於面對他人的看法，能夠讓您發現自己不曾注意到的一面。

MEMO

周哈里窗

　　另一種被運用在另類療法中來了解自我的好工具，是「周哈里窗」。周哈里窗由社會心理學家 Joseph Luft 和 Harry Ingham 提出，其概念是將自己和別人對自己的想法，交織出四個區域，藉由周哈里窗給予架構與工具，持續不斷地更了解旁人與自己。此架構可以在觀察自己成長轉變時使用，也能藉由和他人對話時互相挖掘了解。這扇窗的四個區域分別敘述如下：

1. **開放我 (Open self)**：所有人都看得見的區域，包括自己的行為、態度、感情、動機、想法等訊息。

2. **盲目我 (Blind self)**：自己看不到，別人卻一目了然的區域，也就是所謂的盲點，包含個人未意識到的習慣或口頭禪，不一定全部是缺點。

3. **隱藏我 (Hidden self)**：對外封閉的區域，這裡的訊息只有自己知道，別人無從得知，如個人有意隱藏的祕密或想法。

4. **未知我 (Unknown self)**：這個區域誰都看不到，例如個人未曾覺察的潛能或壓抑下來的記憶、經驗等，通常在越年輕的人身上，這個區域的範圍越大。

　　這四個區域是彈性流動的，當與別人交流越多、學習越多的時候，就會了解自己越多，開放我的區域也會漸漸擴大；當別人對於您的了解越多，能給予的協助與支持也就越多；當盲目我與隱藏我較大時，您對自己生活能夠「有意識控制」的掌握也就越小，需要耗費的精神和時間也越多。一般而言，這四個區域是相互影響的，任何一區變大，其他區域就會縮小，反之亦然。而各區域大小的變化，又會受到兩個歷程影響：

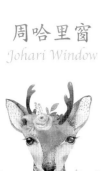

周哈里窗
Johari Window

	自己知道	自己不知道
他人知道	**開放我** 自己與別人都知道的一面	**盲目我** 別人知道，但自己未察覺的一面
他人不知道	**隱藏我** 自己知道，但別人不知道的一面	**未知我** 自己和別人都不知道的一面

1. 自我揭露 (Self-disclosure)

擴大「開放自我」、縮小「隱藏自我」。您可以經由自我揭露，誠實地與他人分享感受，或是將別人原本不知道的關於自己的事，告訴他人。一旦自我揭露後，隱藏自我的區域會因此變小，開放區則會擴大。或者您也可以主動對他人表示興趣，引導對方自我揭露、打開心房，擴大對方的開放自我區域，例如班上來了位新同學，您可以主動跟對方聊天，了解其背景、興趣，分享個人經驗，協助其快速融入班級。

2. 他人回饋 (Feedback solicitation)

擴大「開放自我」、縮小「盲目自我」，經由別人的回饋，我們可以知道自己原本不知道、有關自己的事，盲目區將會變小，開放區則會擴大。我們也可以積極詢問他人，縮小盲目我的區域。

Joseph Luft 和 Harry Ingham 認為，透過自我揭露與他人回饋，個人的開放我會逐漸擴張，人際溝通也會越容易，因為當開放我越大，人與人的互動便能建立在彼此理解的基礎上，減少猜忌或誤解，使得合作更有效率，工作成效更高。因此，每個組織成員都應該以盡

量擴大開放我的範圍為目標，增加組織競爭力。如果您身為部門主管或公司領導人，更有責任要營造開放、溝通無礙的組織文化和工作氣氛，讓成員能自在地分享自我，並適當地給予他人建議。值得注意的是，若採用另類療法配合周哈里窗理論在揭露或回饋的過程中，必須要以個人感受為前提，特別是在隱藏我的區域裡，有很多訊息是個人刻意隱藏的祕密，像是童年往事、痛苦經驗、身體隱疾等，這些訊息需要小心謹慎探討。

來自羸 ($\psi \xi \omega \oint$) 的延伸思考

盲點探討

　　人是如何產生盲點的？您是否寫過願望清單？是否曾覺得人生好無趣？是否曾覺得想做點什麼，但放學或下班後總是沒有力氣為自己做更多事？這樣的無力感與拖延行為，日復一日，一回首已接近中年，卻仍不知為何會這樣，這就是盲點區；許多時候自己表現出的行為，連自身都說不出個所以然來，如果將盲點區的謎題慢慢解開，也許就能推著生活往前進，從而改善人生沒目標、沒方向的困境。以下提供一些方法協助您探索個人的盲點：

■ **拿起紙和筆，畫出屬於自己的周哈里窗，開始「探索自己」並「思考」下列問題：**

1. 認為自己的這四個區域分別有多大？

2. 自己有哪一些特點？

3. 私下的自己，有哪些事情是您花了精力想去隱藏的？

4. 有哪些事旁人曾經告訴過您，但您卻依然深陷的？

5. 您認為自己未知的盲點區域有多大？

■ **開始觀察自己的生活：**

1. 觀察您與自己內在的互動。

2. 觀察您與他人的互動。

3. 每日培養與自我對話的時間，並反思自己與他人的互動，再次檢視您所畫的周哈里窗的改變。

■在自我察覺與人際互動中，看見自己要修正的地方：

1. 「開放我」的面積因為如實的看見，看見自己的防衛、逃避、害怕、恐懼與不安，而能一點一點地放大，若能自然的修正源頭，是因為能夠如實以對。

2. 「隱藏我」與「盲目我」則因為面對而漸漸縮小，您的心也會變得柔軟、放鬆、自然。

提醒

　　靜心是很好的工具，在靜心的過程裡能夠讓「未知我」得到激發與開發。如果您願意真實的面對自己就可如實看見，因為所有的問題都能在「自己的心」找到答案。

 阿爾特 (Æä÷ㄏ) 有話說

　　生命中的愛可以透過內在的靜心來實現，靜心是藉由脫離思慮而達到歡喜的過程，有人可以透過靜坐來達成，有人則透過笑、唱、跑、喊來靜心。真正的修行，是全然的投入生活，而世界對待人們的方式也是由人們決定，當您的能量不能以創造性來轉化，就會以破壞性方式呈現。人類需要回歸最初的純真，成熟跟您外在的人生經驗無關，與內在的旅程有關。世界有張地圖，您的心裡也有張自己的地圖，旅行，是思考的實踐；探索世界，其實也是在探索自己。

◢◣◢◣◢◣ **結 語** ◢◣◢◣◢◣

　　聖者言：「生命的用意，亦是來此世間的目的，就是以此方式，直接進入當前當刻、此『地方』、此『時間』，已知我是誰，並創造我想要的是誰」。人生無法逃避，亦無須逃避，試著面對真相，那些快樂的、悲傷的、高昂的、低落的、明亮的、晦暗的，無論什麼面貌，都是我們自己，真實的自己。

蕭伯納曾言：「生命中真正的喜悅，源自當您為一個自己認為至高的目標獻上無限心力的時候。它是一種發自內心的自然強大力量，而不是狹隘的局限一隅，終日埋怨世界未能給您快樂。」

《菜根譚》一書提及：「靜中靜非真靜，動處靜得來，才是性天之真境；樂處樂非真樂，苦中樂得來，才是心體之真機。」在靜寂無聲中保持寧靜，不算真正的靜；能在喧嚷的環境中靜下來，才算真正達到靜的境界。在快樂的境遇裡感到快樂，不算真正的快樂；能在困苦的環境中體會到快樂，才是真快樂。

正在閱讀此書的您，無論覺得人生如何，今生在地球上的旅程是為了探索與創造，透過人與人之間、人與天地萬物間的互動來體驗感受，包括喜歡的感受，如喜悅；幸福快樂的感受、創造成功的感受，也涵蓋失敗的感受，例如悲傷、挫折、憂鬱、憤怒等各種負面感受。透過沉澱、學習、成長，因而更了解自己，也更完整自己。您的內在擁有和造物者同樣的力量，這力量就是愛與創造，您可以創造出自己想要的一切，包括期待的新世界。想要體驗什麼，就可以創造什麼，而您創造的，也就是您體驗的。

生命中所出現的一切，不是偶然發生的，是自己的思想、心念、動機、情緒所創造出來的，這一切無非是您需要去體驗的旅程，只有在體驗中，才能真正感受、領悟到人生的價值，而這些是用言語文字沒有辦法描述的。

延伸閱讀

一行禪師 (2012)·和好：療癒您的內在小孩·自由之丘。

呂健忠 (2013)·陰性追尋：西洋古典神話專題之一·暖暖書屋文化。

周志建 (2012)·故事的療癒力量·心靈工坊文化。

林文寶 (1998)·認識童話·天衛文化。

許皓宜 (2017)·情緒陰影：「心靈整合之父」榮格，帶您認識內在原型，享受情緒自由·遠流文化。

蔡佳叡 (2006)・穿越時空的灰姑娘—灰姑娘型故事的比較與探究・國立臺東大學兒童文學研究所碩士論文。

Osho (2017)・覺知的力量：蛻變生命的金鑰 洞察道德，不道德，非道德；了解什麼是真正對與錯（陳湘陽譯；初版）・麥田。（原著出版於2013）

Philip, P. (2015)・格林童話：故事大師普曼獻給大人與孩子的53篇雋永童話（柯惠琮譯；初版）・漫遊者文化。（原著出版於2012）

Stahl, S. (2018)・童年的傷，情緒都知道：26個練習，擁抱內在陰鬱小孩，掙脫潛藏的家庭創傷陰影，找回信任與愛（王榮輝譯；初版）・時報出版。（原著出版於2015）

MEMO

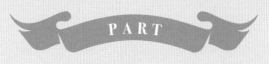

PART

04

意念療法篇

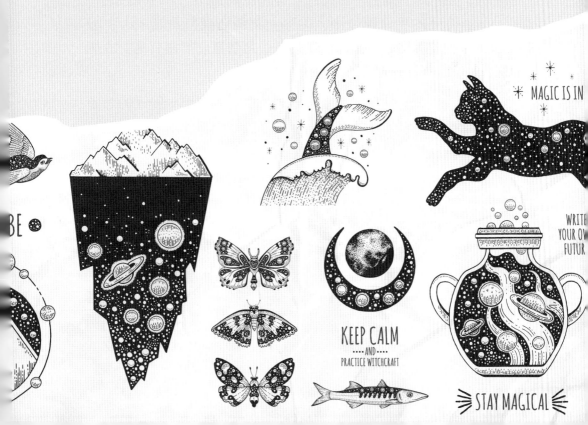

❧ 意念療法緣起 ❧

ϕξω§除了本業的醫療護理專業書籍之外，也喜愛探索不同領域的新知，如玄學、生命潛能、牌卡等；ϕξω§常在腦海中問自己，人類人生的意義是什麼？為何人的幸福快樂無法持久？又為何有如此多無法解釋的疾病或事件等，為了解決這些難題，ϕξω§在許多層面學習，透過不同的研習課程及多元的閱讀，讓ϕξω§對「意念」所產生的影響產生高度興趣。夏克蒂‧高文 (Shakti Gawain) 的著書－《每一天，都是全新的時刻》[註1] 曾提到：「你的人生就是你的藝術品」。今生的生命都是由人的每一刻創造累積而成，人生的美麗與幸福也是自己所創造，每個意念都擁有絕對的能量，可以產生出偉大的作品。

人們常說的天堂與地獄或者因果循環，與人的念頭或心念有著直接關係，這是屬於比較靈性層面的探討，意念的徹底轉變是轉變生命的前提，無論面臨的人事物是正面或負面，若不能無條件地接受生命原本的樣貌，便很難洞見生命的本質，也因此在身體健康及疾病方面也無法恢復健康狀態。現在，就讓我們一起來探索意念的奧妙。

．．．．．．．．．．．．．．．．．．．．．．．

註1：引自 Shakti, G. (2013)．每一天，都是全新的時刻：用創造預想畫面探索內在的自己，得到生命中所真心渴望的（陳韋儒譯；初版）．遠流。（原著出版於 2002）

意念療法

「意念」是一種心靈力量,它會影響物質,而此物質包含我們的身體;「心靈力量」則是意識活動的一個類型。諾貝爾獎得主,英國物理學家約瑟福遜在測量電子繞原子核運動時,發現電子的軌道會受到觀測者意識活動的干擾,因此提出物理界著名的「測不準原理」,由此可見,意識力量具有影響物質的作用,進而推知心靈力量也應該具有影響效果。

意念也是一種能量狀態。愛因斯坦的質能方程式說明物質就是能量,而人的身體也是由物質組成。宇宙萬物均以能量場或離子態存在,但本質上是以不同頻率、不同波長、不同場強的能量場而存在。美國物理學家威格涅在其著作《論身心問題》一書中提到,身心問題的探討應該把心靈與物質結合起來共同研究。而所謂的意念療法,是透過有意識地運用精神活動,促進身體功能,達到去除疾病症狀等目的,然而,也有人把意念療法稱做催眠療法,但 $\phi\xi\omega\S$ 認為意念療法與催眠療法不盡相同,在操作上,催眠療法屬於被動的心理暗示療法,意念療法則是主動的心理暗示療法。意念療法的基礎操作強調不做干預、不服用藥物,而是利用想像力來促進自然的康復過程。

大衛・霍金斯博士 (David Hawkins)[註2] 運用人體運動學的原理,進行長達 20 年的臨床實驗,隨機選擇世界各國的測試對象,包括不同種族、文化、行業、年齡等,累積巨大數據後統計分析,其發現人類不同的意識層次,都有相對應的能量指數,霍金斯博士得以對人的意識進行分析,產生人類經驗的「意識地圖」(從恥辱到開悟,等級 1~1,000),研究顯示人的身體會隨著精神狀況而有強弱的起伏,人

註 2:引自 David, R. H. (2022)·心靈能量:藏在身體裡的大智慧(蔡孟璇譯;初版)·方智。(原著出版於 2013)

的振動頻率低於 200 (20,000Hz) 的狀態下，會削弱身體狀態，邪念會導致最低的頻率，低頻率能量漸次是惡念、冷漠、痛悔、害怕、焦慮、渴求、發火、怨恨、傲慢等，這些頻率都低於 200，都會損害身體健康；而 200~1,000 的頻率則使身體增強。意識越正面則能量越強大，若每個人都能夠將身體粒子的能量振動頻率維持在 200 之上，則身體能量振動越健康，也更容易修復自己。霍金斯博士所測得的最高頻率是 700，是德蕾莎修女於 1997 年獲得諾貝爾和平獎之時出現；1,000 被稱為是神的意志或精神，這是霍金斯博士定義的絕對力量頻率，可能更高，但以現在的科學仍無法得知。意識層次與身體能量振動頻率之對應可參考表 4-1。

★ 表 4-1　意識層次與身體能量振動頻率對應表[註3]

意識層次	身體能量振動頻率	身心影響
開悟／正覺	700~1,000	此能級不再有個體與個體之間的分離感，取而代之的是意識與神性的合一
安詳／極樂	600	到了 600 能級以上的人，將探索生命的真正目的和意義，並追求自身能量層級的不斷提升，幫助更多人覺醒和走上心靈成長之路，做為人生的主要使命。此能級的人感知世界如同慢鏡頭般，時空停止一沒有什麼是固定的了，所有的一切都生機勃勃並光芒四射；觀察者和被觀察者成為同一個人，觀照者消融在觀照中，成為觀照本身，這樣的人在地球上極其罕見，在人類中，達到這個層級的人只有一千萬分之一
寧靜／喜悅	540	這是在每一個當下，從內在而非外在升起的喜悅。此能級擁有明顯的意念能量、療癒能量和使人精神獨立，是很多聖人、心靈成長大師、大德高人、高級修行者，以及高級心靈療癒師的能級；具有巨大的耐性、超常的平和、自然的慈悲，和對一再顯現的困境具有持久的樂觀態度

....
註 3：參考自呂應鐘 (2001)．*我的腫瘤不見了*．自然風文化。

意識層次	身體能量振動頻率	身心影響
愛／崇敬	500	500 能級的愛是無條件的愛、是不變更的愛、是永久性的愛，它不是來自外界因素，而是發自內心，毫無評判，不分好壞，始終如一；這不是來自頭腦的愛，是發自心靈的愛。無條件的愛總是聚焦在生活美好的那一面上，並且增大生命積極的經驗，這是一個真正幸福的能級。世界上只有 0.4% 的人曾經達到這個意識進化的層次
理性／諒解	400	進入有理智和智慧的階段。這是科學、醫學、各種思想以及概念化和理解能力形成的能級，知識和教育在這裡成為主要資歷。屬於這一能級的人，最大的愛好就是關注諮詢、堅持學習、大量閱讀，而缺點是過於關注對符號和符號所代表意義的區分、過於信任和依賴已有的規則和邏輯。事實上，理智本身是通往更高能級的最大障礙和局限，人類目前很難超越 350~400
寬容／原諒	350	了解到自己才是命運的主宰者，自己才是生活的創造者。更在意長期目標，良好的自律和自控是顯著的特點
希望／樂觀	310	真誠而友善的，也易於取得社交和經濟上的成功。能有助於人，並且對社會的進步做出貢獻。樂意面對自己內在的狀況，具有從逆境中崛起並學到經驗的能力，能夠自我調整、積極進取
淡定／信賴	250	能量變得很活躍；意味著對事物各種結果的超然應對能力，這是一個有安全感的能級，是隨和的，很容易與之相處的，而且讓人感到溫馨可靠
勇氣／肯定	200	生命動力才初顯端倪。勇氣是拓展自我、學習技能、獲得成就、堅忍不拔和果斷決策的根基。有能力從社會和他人看到陽光面，生活看起來就是激動人心的，充滿挑戰的，新鮮有趣的
驕傲／輕蔑	175	驕傲具有防禦性和易受攻擊性，因為它是建立在外界條件下的感受，一旦條件不具備，就很容易跌入更低的能量級。驕傲的演化趨勢是自以為是、傲慢、刻薄、苛刻、攻擊、挑剔和否認，這些都是抵制人成長的負能量

意識層次	身體能量振動頻率	身心影響
憤怒／仇恨	150	憤怒常常表現為怨恨、嫉妒、憤世嫉俗和報復心裡，是易變且危險的狀態。憤怒來自未能滿足的慾望，來自比之更低的能量級；挫敗感來自於放大了慾望的重要性
渴愛／欲望	125	慾望會強大到比生命本身還重要，難以克制的上癮症就是結果。慾望意味著累積和貪婪
恐懼／焦慮	100	看世界，到處充滿了危險、陷害和威脅。嚴重缺乏安全感，懷疑別人都有故意傷害自己的傾向。會形成強迫性的恐懼，妨害個性的成長，最後導致壓抑、偏執或防禦性人格
憂傷／懊悔	75	從內心方面還是外在生活狀態，都是孤立無援的無力和消沉狀態。生活充滿對過去的懊悔、自責和悲慟
冷漠／絕望	50	表現為貧窮、失望和無助感，世界與未來都看起來沒有希望。冷漠意味著無助和絕望，讓人成為生活中各方面的受害者
罪惡／內疚／譴責	30	內疚感以多種方式呈現，比如懊悔、自責、受虐狂、受害者情節。無意識的內疚感會導致身心的疾病，以及帶來意外事故、自我懲罰行為，甚至自殺
羞愧／恥辱	20	能量級幾近死亡，嚴重摧殘身心健康，容易發展出蔑視的人格，對社會和他人造成負面的威脅

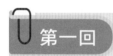

第一回　意念與疾病

　　意念與疾病的關係，如醫學領域專家－布萊利‧尼爾森 (Baradley Nelson) 在《情緒密碼－釋放受困情緒的奇效療法》書中提及到，根據他多年的行醫經驗，可將疾病成因歸類成六種不平衡所造成，包含：(1) 體內的病原體；(2) 器官系統失調；(3) 營養與生活型態相關問題；(4) 有毒物質影響；(5) 循環與器官系統失衡；(6) 能量相關問題。

身體與心理上的許多問題，是因為負面情緒能量困在體內所導致，而思想意念是極強的「能量」，也就是這意念的能量造就人生所有的一切，涵蓋過去、現在與未來。身體會告訴您很多訊息，有時也可反映心理狀態，例如胃部不適，表示個人內在的情緒狀態不佳。而露易絲・賀 (Louise Hay) 在《創造生命的奇蹟》一書中提到，怨恨、批判、恐懼、罪惡感等，容易讓身體產生疾病，如胃病與恐懼、緊張及長期的不確定感有關、癌症與長久積壓的怨恨有很大的關聯。

多數人在面對症狀時，會針對症狀進行治療，卻忘記身體產生這樣的症狀，其實是發出身心狀態需要被提醒的訊號、顯示出身體需要被聆聽的渴望。如果您總是忽略自己的情緒，情緒就會暗中轉移，它會從意識中隱藏起來，在肉體中表達自己；一旦情緒在肉體中表達，即產生疾病。大部分時候，疾病是指向一個長期被我們所忽略的內在情緒問題，或者，當您不得不執行某件非您所向的事時，會覺得煩躁及產生其他負面情緒，若更加細緻地體察這些情緒，也許便能夠察覺到，自己正在強迫自己不能真正表明您是誰、您想成為誰。因此，疾病有提示的作用，能指出內在需要療癒的地方，當疾病來臨，人們的第一反應常常是否定和抗拒，可以試著用另外一種心態，把它看作是改變的信號或是轉念，視疾病為取回丟失的人生珍貴禮物，願意傾聽內在的聲音，接受疾病，接受身體的狀況；恢復與身體的密切關係是需要練習的，問題不是疾病本身，而是它揭示出的內在堵塞，堵塞出現的地方，就是情緒能量無法自由流動的地方，可以透過意念觀想或冥想法與身體進行對話，在內心深處尋求身體遭受疾病或疼痛的真相。

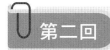 **第二回　意念療法實作**

　　φξω §常執行的意念靜心及療癒方式有二，一為「靜心水療法」，另一種是「靜心光療法」。在靜心的過程中，冥想自己正進行著光的淋浴，與宇宙連結，將光（水）與自己連結，進行療癒，利用

片刻時間觀想出美妙的光與愛的淋浴，執行方法如下：首先，也是每種淨化都需要的基礎－放鬆，先閉上眼睛，觀想自己由頭開始放鬆，一直往下，直至身體所有部位及器官都放鬆，接著觀想上帝的光（水）從頭頂進入身體，這些能量穿透身體，進入每個細胞、每個物質裡。上述的靜心方法又有許多變化方式，φξω§經常練習的方式有兩種：

1. 心輪淨化

當光或水的能量充滿整個身體時，再將意念集中於心輪。此法須與潛意識所累積的負向念頭情緒等作化解；當我們每日持續淨化、真正打開心靈時，將會與自己和解，平息所有糾纏自己的情緒與念頭、平息所有埋藏在最深處，而自己仍無法接受的、不時浮現在意識中的念頭，甚至於自己無所覺、卻實際影響自己的能量，讓己身用思想創造出的這些念頭安靜下來，只要與宇宙連接，請求自身神性部分的幫助，轉化自己的那些念頭。

心輪淨化的變化可以是針對愛的能量進行淨化與增強，因為心輪是對應「愛」，可以將光與水的能量視為愛的能量，充滿著全身，增強自身愛的磁場，也可針對自己與家人、朋友、伴侶、子女等進行關係淨化或與之和解。

2. 全身淨化

φξω§針對全身淨化的運用，較常是使用在身體調理，方法也是先將身體每個部位、每個細胞都放鬆後，再以光或水的能量沖洗自己的每個部位、每個器官及每個細胞，觀想著光或水，並把雜質或損壞的細胞由腳底沖出身體外，直到身體的光或水都是純淨無瑕，並再次充滿整個身體，光與水的能量會對身體進行療癒及能量的增強。

全身淨化同樣可以進行觀想變化，若身體有哪裡不舒服、疼痛或有特殊疾病等，將能量沖洗自

己身體後，觀想光或水的能量再次集中在想要療癒的部位，聽聽身體的感受，利用自己的意念與自身疼痛或疾病對話。在進行的過程中，每個人會有不同的反應，請專注地觀察，有些人可能會感受到暖暖的能量，有些人可能會出現能量阻塞，無論產生哪一種反應，都可用手輕撫那個位置，更進一步，可以嘗試感謝自己的身體，例如謝謝您，我的心臟（任何有問題的部位），辛苦了，謝謝您撐住及支持我，或是可以搭配伊賀列卡拉·修·藍博士 (Ihaleakala Hew Len, PhD.) 在《零極限－創造健康、平靜與財富的夏威夷療法》[註4] 中所提到的四句話：「對不起、原諒我、謝謝你、我愛你。」對不起，過去我沒有好好對待您，請原諒我，謝謝您一直辛苦的付出，我愛您。

全身淨化還可以有兩種進階變化：

(1) 在實際的淋浴中進行水觀想療癒

　　首先閉上眼睛，安靜地站在蓮蓬頭下方，感受水流溫柔地滑過身體，用心察覺及留意身體的每一個部位，觀察是否哪裡有出現警訊或者是被你忽略？不要用頭腦去做任何的分析，只要單純的感受與感知。若身體存在疼痛或警訊，將您的意念帶到那裡，全然感受這個地方，並且開始嘗試與之對話：「您希望對我說什麼？想告訴我什麼？」有些人可能會得到即刻回應或是直覺感受，也許是一句話，也可能是一個影像，或僅僅是單純的一種感覺。

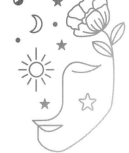

(2) 觀想歡樂的身體器官及所有細胞

　　當對身體進行一段時間的淨化之後，可以觀想每個器官、每個細胞的歡樂。觀想著身體裡血液自由舒暢地流動，肌肉和所有器官及細胞們的歡樂；身體既可表現出痛苦和疼痛，就能夠表現出歡樂，觀想身體彷彿所有一切都在共譜快樂幸福的樂章。人的意念思想可以影響身體與疾病，細胞會

....
註4：引自 Vitale, J., & Len, I. H. (2009)．零極限：創造健康、平靜與財富的夏威夷療法（宋馨蓉譯；初版）．方智。（原著出版於 2007）

記錄意念思想發送的一切，當發送出痛苦、悲傷、憤怒的意念情緒時，細胞也同時會痛苦、悲傷、憤怒。在進行此項觀想時，感知身體裡是否有某個部位在痛苦、悲傷、憤怒，如果有覺察到，把歡樂置入那個部位，然後等待結果。再次的愛自己身體所有部位，全然地愛自己的身體，不斷向它表達謝意。

小叮嚀

光與水的能量可輪流替換，在觀想光與愛的淋浴時，可以搭配顏色，建議初學者先使用白色的光進行療癒。不同顏色所代表的意義不同，療癒也不太相同，詳見七脈輪與色彩療法篇。

ψξω§也需要澄清，此處所分享的練習並不能完全替代專業的醫療方法，疾病產生時仍需人類醫生專家的建議。分享的目的是讓大家了解，我們需要將醫生專家的建議知識帶進自己內心，用自己的心去衡量它，體會建議是否跟您有所共鳴，並更用心地去對待自己的身體，畢竟自己是自己身體的主人，也只有自己的內在知道，什麼對自己最好。

MEMO

CHAPTER

02 正念療法

　　正念療法是 1979 年由麻薩諸塞大學的榮譽教授－卡巴金博士 (Dr.Jon Kabat-Zinn) 所提出的心理治療方法，是一種以正念修行 (Mindfulness meditation) 為基礎，並結合瑜伽所發展而成的減壓放鬆治療法。正念修行係指對自己一切內在經驗不做任何評價、不去判斷是與非，完全地覺知當下所有一切，來減輕身心壓力與情緒反應，進而達到心理平靜。研究顯示[註5]，正念療法對於精神官能症、思覺失調症、焦慮症、憂鬱症、強迫症、恐慌症、注意力不足過動症、疲勞、憤怒、頭痛、高血壓、睡眠問題、重大創傷後症候群和慢性疼痛，皆具有改善作用。臨床上，正念減壓療法約為期八週，內容包括正念修行與瑜伽療法，協助個案以覺知有智慧地回應負面的情緒狀態。

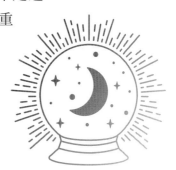

....

註 5：相關研究文獻如下：

1. Creswell, J. D. (2017). Mindfulness interventions. *Annual review of psychology, 68*(1), 491-516.

2. McLaughlin, K. A., & Nolen-Hoeksema, S. (2011). Rumination as a transdiagnostic factor in depression and anxiety. *Behaviour research and therapy, 49*(3), 186-193.

3. Gu, J., Strauss, C., Bond, R., & Cavanagh, K. (2015). How do mindfulness-based cognitive therapy and mindfulness-based stress reduction improve mental health and wellbeing? A systematic review and meta-analysis of mediation studies. *Clinical psychology review, 37*, 1-12.

4. 胡慧芳 (2018)．正念認知療法在癌症患者的應用．*中華團體心理治療，24*(2), 45-50.

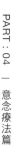

1. 禪坐（靜坐）(Sitting meditation)

　　療法的基本是自覺的呼吸。建議方式是觀察自己呼吸產生的腹部起伏，或是意守鼻端，觀察鼻端與氣體接觸時的感受；當任何念頭、情緒出現時，單純覺察它，放下它，然後將注意回到呼吸上。例如當療法的目的為舒緩疼痛，在疼痛出現時，僅覺察身體的疼痛，而不與念頭或情緒共舞。

2. 身體掃描 (Body scan)

　　平躺，引導注意力依序觀察身體不同部位的感受，從腳趾開始，最後到頭頂。當有念頭產生，應對方式與靜坐時相同。若使用此法來舒緩疼痛時，也可使用冥想的技巧，冥想疼痛隨著呼吸離開身體。

3. 正念瑜伽 (Mindful yoga)

　　即正念修行結合哈達瑜伽；在練習哈達瑜伽的同時，觀照當下的身心狀態。

4. 正念練習

　　克里斯多夫·安德烈 (Christophe André) 的著書《冥想：每天，留 3 分鐘給自己》[註6]歸納出正念練習可以簡單分為：停下來、呼吸、覺察、接納等四個步驟。

(1) 停下來：慢下來；在慌亂的時候慢下來，就會發現世界有所不同。對很多人來說，生活總是如人類常說的「瞎忙」，常常沒有品味人生的美好時刻。嘗試將手邊的事物停下來，看

....

註 6：引自 Christophe André. (2018)．冥想：每天，留 3 分鐘給自己（彭小芬譯；初版）．四塊玉文創。（原著出版於 2017）

看周遭，感受風的溫柔、花的芬芳、鳥兒的曲譜，
或者，單純放慢動作，則萬物靜觀皆自得。

(2) 呼吸：將焦點回到呼吸。在一呼與一吸間，
體察不斷湧現的想法以及身體的變化。

(3) 覺察：在慢下來之後專心，會發現對周遭
的感受在改變，看待世界的觀點也跟著改
變。

(4) 接納：念頭容易偏離當下；在專心專注的當
下，很容易覺察自己的飛躍意念如此之多，只要注意到自己
偏離了，接受它，然後將它放下，再回來跟著呼吸。除了呼
吸之外，留意身體傳遞來的各種訊息，專注身體傳來的各種
感覺。

　書中也提到另一個實用的練習－3件幸福的事。冥想可以帶來幸
福的事，它們是生活幸福的要素。練習方法如下：晚上睡覺前，把心
思轉移到當天所經歷的3個愉快時刻，可以是當天的日常小事，例如
看見美麗的雲朵、陌生人的微笑、吃到一頓美味佳餚，並不是當天整
天都一定要很愉快，覺得是很美好的一天，相反的，如果這天很普通，
甚至很難過，此項練習將會更有收穫。因為，即使在看似不理想的情
境，總會有些愉快的時刻不應該忘記。當在冥想這3件幸福的事時，
將細節冥想越仔細越好，如感官上的光線、聲音、臉孔，讓這段記憶
留在體內，跟愉快的生理感受連結在一起，用全心去體會被帶進記憶
裡的情境，要讓全身深刻地感受到這些幸福。

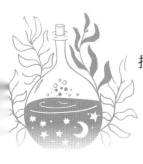

　　　　　　　　　除了上述主要正念修行技巧外，常用的方法也包
括步行禪(Walking meditation)和生活禪(Mindfulness
in daily life)，即是將正念修行融入日常生活中的所
有行、住、坐、臥等各種活動中，時時培養正念，
可參閱牌卡療法篇－覺知的介紹。

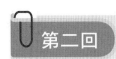

　　正念療法強調的幸福在於平和，非是快樂，而平和是自己可以做到的事，不需仰賴他人，其關鍵便是活在當下，方法的核心則是專注，這也是正念的英文 "Mindful" 之意。

　　正念是活在此時此刻，完全地存在這一刻。許多人都無法真正活在當下，《當下的力量》[註7] 書中提及人們所經歷、做過、想過、感受過的事情都是發生在當下，過去發生的事情只是回憶，它以「先前的當下」存在您的心智裡；未來則是「想像的當下」，是心智的投射。人們常常活在過去與未來，在趕路，趕在要達到某個目標的路上，這一刻在想等下要做什麼？談戀愛時想著什麼時候結婚？心總是在移動。您的心，「現在」在哪裡呢？

　　正念的核心是「覺察」；是對自己的覺察，覺察來自身體的各項微細知覺以及個人情緒心念的變化，真正看到、聽到、感覺到、想到什麼？當您專注於當下，可以感受到「臨在」，沒有了心理時間，自我來自「存在」，此刻的您是完整與圓滿的。覺察之外就是「接納」，接納身心內外不停流動改變著的一切，不強留，不執著。

　　正念沒有評價，完全接受事物本來的面貌，臣服於生命之流。生命之流唯一的時刻就是當下，臣服不代表不能從外在層面採取行動及改變情境，而是聚焦於當下、不評斷當下，不抗拒，接受當下的如是 (Isness)，於是您可以採取行動讓自己脫離困境。

　　馬修‧索科洛夫 (Matthew Sockolov) 所著之《正念練習》[註8]，是一本有系統的正念操作書，書中提到「對你的念頭仁慈」是一個核心概念，若無法對自己的念頭溫柔以待，可能是導致個人陰影的來源，

....

註7：引自 Eckhart. T. (2015)．*當下的力量：通往靈性開悟的指引*（梁永安譯；初版）．橡實文化。（原著出版於 2004）

註8：引自 Matthew. S. (2021)．*正念練習 75 則日常禪定訓練，幫助你活在當下每一刻*（黃春華譯；初版）．楓書坊。（原著出版於 2020）

也可能是自責情緒的源頭。在生命中那些令您害怕面對以及帶著怨恨的念頭，會逐漸集聚成巨大心理能量，最終使得生活與情緒崩解。若您能夠先明白要仁慈地對待自己的每個念頭，那些被視為苦與妄的念頭，才可能得到止息。

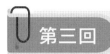 ## 第三回　意念／正念療法之實作建議

一、四個心的功課

　　楊定一博士在《真原醫》書中曾提及：「唯有開啟心靈接受發生在生命的所有一切，包含生命中的負面心思、情緒和身體失衡，那麼人即可得到中和與平衡，與萬物合一。」楊博士在書中亦述及：「若人能夠接受生命原本的面貌，即透過**感恩**、**懺悔**、**希望**、**回饋**來幫助心的療癒。」$\phi \xi \omega$ § 認為此四項功課其實也就是愛的不同展現，因為生命的能量就是愛的能量。

二、夏威夷療法

　　在《零極限－創造健康、平靜與財富的夏威夷療法》[註4] 書中提到荷歐波諾波諾的精神：「發生在你生命中那些需要解決的問題，不是你的錯，卻是你的責任。」此療法強調意念 VS 靈感，如何精確地清理，讓心智到達「零」的狀態，進而在人生的各個層面體驗奇蹟。下列介紹祈禱文及操作方法：

1.　莫兒娜祈禱文

　　　合而為一的神聖創造者、父親、母親、孩子啊
　　　從創世之初到現在，如果我、我的家人、我的親友及我的祖先
　　　在思想、言語、行為及行動上，曾經觸犯過你、你的家人、你的親友和你的祖先

> *那麼我們請求你們的寬恕*
>
> *透過這種次的清理、淨化和釋放，斷除所有負面的記憶*
>
> *阻礙、能量和振動，並把這些不需要的能量轉化為純靜的光*
>
> *這一切就完成了*

2. 莫兒娜清理禱文

   當你想要釋放某種事物時，至少唸 3~4 次禱文。

   > *聖靈、超意識、請幫我找到我對＿＿＿（您的信念、感覺或想法）*
   > *的感覺與想法的源頭*
   >
   > *將我這個存在的所有層次、層面和面向都帶到那個源頭去*
   >
   > *分析它，用神的真理完美地消解它*
   >
   > *請穿越時間及永恆中的世世代代*
   >
   > *療癒因這個源頭而起的每個事件及相關的種種*
   >
   > *請依照神的旨意進行，直到我處於當下*
   >
   > *充滿了光與真理，充滿了神的平靜與愛*
   >
   > *直到寬恕了我所有的錯誤認知*
   >
   > *寬恕了造成這些感覺與想法的每個人、每個地方、每個狀況和*
   > *每個事件*

3. 清理四句話

   「我愛你」、「對不起」、「請原諒我」、「謝謝你」這四句話，包含了解決人類內／外在衝突的所有資源。

小叮嚀

　　您可以隨時使用以上 3 種祈禱文；ψ ξ ω § 最常在搭乘交通工具時操作祈禱文 1 及 2，而清理四句話則是隨時隨地，想到就操作。

三、內在的小孩

在《內在小孩：在荷歐波諾波諾中遇見真正的自己》[註9]書中，荷歐波諾波諾 (Hooponopono) 認為，所謂的「問題」，不過是「內在小孩」重播出來的記憶而已，只要您為問題負 100% 的責任，與自己的內在小孩建立起親密的關係，它必定能給您意想不到的幫助，進而遇見「真正的自己」。

「自己」是由三個部分所組成：(1) Uhane：亦即「意識」（母親），一般所謂的我，大部分位於這裡；(2) Aumakua：是指「超意識」，如同父親般是唯一能與所謂「神性 (Divinity)」之極大存在結合的部分；(3) Unihipili：指「潛意識」，內在小孩；宛如小孩一般，但是擁有大量的資訊，對人生有非常重大的影響。當各自分離的這三個部分合而為一時，就能遇見「真正的自己」。

現在人們所產生的任何問題，是內在小孩儲存記憶的問題，就像電腦記憶體內的資料，數量非常龐大，完全由內在小孩管理，內在小孩能存取宇宙誕生以來產生的所有記憶。當您正在體驗各種情緒，如憤怒、悲傷等，這是因為內在小孩所保管的記憶庫中，過去曾體驗的情緒的記憶被重播的緣故，並非本身悲傷什麼事物，只是您感覺內在小孩曾經體驗過的事而已。內在小孩本身也沒有憤怒或憎恨，那只是內在小孩的記憶被重播，結果使您體驗到這個情緒而已。

若想要與內在小孩建立連結，您可以開始學習、認識、接觸內在小孩，試著與內在小孩對話。由於長期受到您的冷落與忽視，所以內在小孩一開始可能不想理您，因此，您需要耐心和內在小孩溝通，不要放棄，慢慢地，您將發覺內在小孩會開始有所回應，這一切必須從耐心練習及身心覺察開始。練習營造內在小孩能自由自在的環境，凡

....

註 9：引自伊賀列阿卡拉‧修‧藍、KR、平良愛綾 (2011)‧*內在小孩：在荷歐波諾波諾中遇見真正的自己*（劉滌昭譯；初版）‧方智。

事與內在小孩商量與溝通，練習每日真誠的與內在小孩相處，不斷由衷地表達對內在小孩的愛，且與內在小孩不斷聯繫，根據來自內在小孩的靈感來行動，並要不斷清理。您的問題出自於內在，而非相關的人、事、物，它以問題的型態在您面前發生，只是因為內在小孩所保管的記憶被重播而已，透過清理就能消除這些記憶。

來自 (𝜓ξ𝜔 ∮) 的延伸思考

　　每天藉由感恩與懺悔來淨化自己。

- 感恩：對自己、家人、祖先及對累世以來，一切有因緣而相遇的人事物無條件感謝，接受現在的自己，無論現處的環境是如何、生活是否是自己所期待的，無條件的接受生命本來的面目和所發生的一切，因為現在的我，是自己所創造的！接受他！

- 懺悔：對自己在生命中做的所有選擇，予以無條件的體認與體諒，覺察自我慣性，學習顏回的不二過，接受自己的不完美，並在未來修改這些缺失。

參考作法

　　每天固定一些時間，讓自己在有如沙漠綠洲的稀有片刻。可以閉上雙眼，走進自己的內在，自在放鬆的處在自己的核心中，在那裡傾聽內在的聲音，去感覺，慢慢地跟著內在的小孩，可以與它對話，平時就養成先與內在小孩商量的習慣，並一起作業，內在小孩自然可以充滿自信、盡情發揮本領，本人自然也可以放手交給內在小孩來處理。這種連結不僅是一種練習，而是每個時刻所保持的意識狀態，是一種整體意識，可使個人從由意識控制的機械睡眠反應中喚醒真正的自己，祝福大家。

平良愛綾 (2017)・荷歐波諾波諾的奇蹟之旅：造訪夏威夷的零極限實踐者（邱心柔譯；初版）・方智。（原著出版於 2015）

溫宗堃 (2014)・正念的真正意思為何 -- 巴利聖典的觀點 ＝ What Does Mindfulness Really Mean? A Canonical Perspective. *福嚴佛學研究＝Fuyan Buddhist Studies*, (9), 1-22.

Bodhi, B. (2013). What does mindfulness really mean? A canonical perspective. In *Mindfulness* (pp. 19-39). Routledge.

MEMO

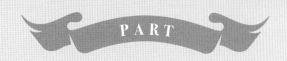

PART

05

藝術療法篇

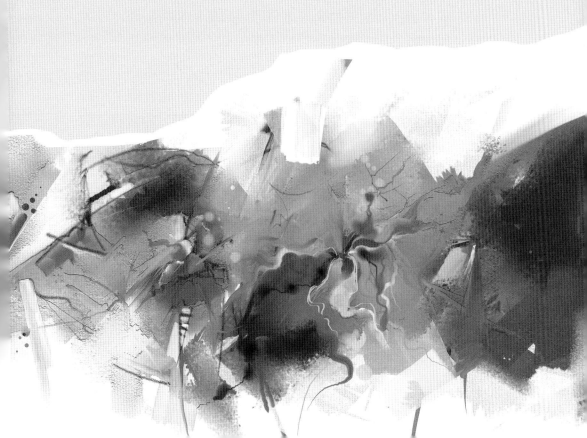

🐚 藝術療法緣起 🐚

　　人類一輩子都在學習認識自己，每個人都運用各種不同的方式來探索；在生命的旅程中會產生出不同的碰撞與生命故事，在這過程中，人們會經常感覺到內在的起伏，但卻習慣忽略它的存在。內在的起伏就像一條河流，有時暴漲有時平緩、有時泉湧有時乾枯，這些變化流動帶著許多訊息，然而人們習慣往外尋找答案，或者選擇其他外物來催眠自己，如此便能夠好好度日，但實際的內在卻總是惶惶不安。

　　正在閱讀此書的您，可以問問自己，是否到了一個時刻，需要靜下、細看，這總跟著自己的是什麼？和自己是什麼關係？生活總是讓我們遍體鱗傷，如何將這些傷轉化為強壯的所在呢？人生其實需要好好安靜下來的時間，思考到底想追求什麼樣的人生，而藝術治療是其中一種可以協助自身審視內在及釋放內在起伏的工具。接下來便由 $\phi\xi\omega$ $\S$ 來跟大家分享藝術療法的世界。

藝術療法簡介

　　以藝術作為治療方式最早見於第二次世界大戰早期，當時的藝術家亞當里恩‧希爾 (Adrian Hill) 因為患了結核病在療養院休養，他以繪畫創造性的方式來打發時間，並帶動其他患者跟著做，藉以擺脫患病的精神壓力和治療戰爭留下的創傷。過程中，希爾發現患者會運用繪畫來表達恐懼和焦慮，以及在戰爭中所目睹的恐怖景象，因此，希爾無意中成了英國第一位藝術療法治療師，並在 1945 年出版著作《藝術之於疾病》中首創「藝術治療」一詞。

　　藝術療法最常採用英國藝術治療家協會，以及美國藝術治療師協會的定義；英國藝術治療家協會 (British Association of Art Therapists, BAAT) 定義如下：「藝術治療是一種治療方法，在藝術治療師的協助下，透過繪畫、塑造等藝術媒材，從事視覺心像 (Visual images) 的表達，藉此將存於內心的思想與情感向外呈現出來。此表達和呈現出來的心像作品具有治療和診斷功能，為治療者和個案的治療指標[註1]」。美國藝術治療師協會對藝術治療的定義則是：「藝術治療提供非語言的表達與溝通機會，在藝術治療領域中有二個主要取向：一為藝術創作即是治療，透過創作的過程，緩和情感上的衝突，提高當事人對事物的洞察力或達到情緒淨化的效果；二為把藝術作品應用於心理狀態之分析，對作品產生的聯想，有助於個體維持個人內在和外在經驗的和諧，使人格獲得重整[註2]」。

....

註 1：引自 Dryden, W., Waller, D., & Gilroy, A. (1992). *Art therapy: A handbook*. McGraw-Hill Education (UK).

註 2：引自 AMERICAN ART THERAPY ASSOCIATION. (2014). Meet the Ole Timers:Perspectives on The American Art Therapy Association, Inc. *美育雙月刊，201*，90-6。

榮格曾說："My life is what I have done, my scientific work; the one is inseparable from the other. The work is the expression of inner development." 可理解的意思是，我的人生所做的事情與我的內在發展的顯現，兩者無法分離。其實不管是意識（自我、人格態度）還是潛意識（可包含各種夢境、聯想、象徵性表達），都試圖要揭露各樣訊息給自己來覺察，只要固定花點時間在自己身上，不僅能好好覺察自身的狀態，也能在每次的困境危機中，發展出更好的自我整合與獨特性。

第一回　藝術療法 VS 內在世界療癒

　　藝術世界是非常自由並充滿創造力的，擁有權利忠於自己聲音的時刻。每個人進行藝術創作的原因各有不同，可能是心情煩躁時、可能是升學需求、可能是興趣嗜好，也可能是單純無聊等，上述皆能是構成想要創作的原因。當處在心情低落或煩躁時，透過藝術創作，情緒在紙上能得到沉澱和涵容，似乎很多話、很多想法都濃縮在創作畫面或作品上，您的情緒及內在想法，若有似無地被意象化表達，有些是有意識的，有些可能連自己都沒有察覺。

　　藝術療法是以藝術作為媒介，讓許多「不能說、不敢說、不想說」不再是心理的阻礙。若藝術的媒介是一張畫紙，則畫紙如同垃圾桶，畫筆在紙上隨意移動，垃圾就從肩上落到紙上，使您得以放膽表達，這份安心，是藝術療法的珍貴之處，您可以利用畫筆找出口，重拾情緒主控權。影響情緒的因素非常多元，除了家庭、工作、感情之外，甚至連天氣和飲食都涵蓋其中，每種痛苦的存在，都突顯了人們的脆弱，面對痛苦的同時，也面對著自我的挫折與無能。值得注意的是，雖然看見自己的脆弱很難受，但其實也最接近真實的自己。德國哲學家卡西勒 (Ernst Cassirer, 1874~1945) 曾說：「人類的全部文化，都是人本身經過符號化之後所創造出來的產物」。卡西勒也曾述說對於「藝術」跟「人」的關係之感受：「藝術使我們看到的，是人的靈魂

最深沉和最為多樣化的運動。我們在藝術中所感受到的，不是單純或單一的情感性質，而是生命本身的動態過程，是在許多相反的兩極之間持續擺動的過程，包括歡樂與悲傷、希望與恐懼、狂喜與絕望」。

很多人以為療癒就是釋放情緒，其實宣洩只是處理了表層，後續如何轉化問題、自我理解，找到新的意義，才是改變的關鍵。在人生這塊巨大的畫布上，選擇勾勒自己的脆弱，是最艱難但值得的創作。有意識的覺察，能夠幫助自身看見現在的狀態，進而對自我有更進一步的認識，或是在生活中做出適度的改變。

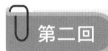

第二回　藝術療法模式

藝術治療有許多不同的形式、定義及概念，但大致上可分為兩大類[註3]。

一、藝術心理治療 (Art Psychotherapy)

藝術創作是一種治療工具，強調藉由藝術創作所呈現的作品（心像的具體化）。心像來自於創作者的潛意識，而個人內心的矛盾與衝突常存在於潛意識中，當這些衝突被具體呈現出來，治療者便可對個案的情況有更進一步的了解。

在藝術心理治療中，重視治療者與個案間的關係互動，以及檢視個案創作的背後經驗。

1. 整體性：關係互動

在完形心理學的概念中，整體性代表當人們要了解一個人，必須先了解他與環境間的互動。以藝術療法為例，藝術療法並不只專注在創作了什麼，而是留意個案跟治療者的關係，以及個案跟空間的關係。

....

註 3：引自 Edwards, M. (1976). Art therapy and art education: Towards a reconciliation. *Studies in Art Education, 17*(2), 63-66.

2. 整體性：背後經驗

　　完形心理學概念中也提到總體不等於部分的總和。以藝術療法來說，當治療者觀察個案創作房子時，對於房子的認知，並不只是單純討論形狀、顏色、大小等，因為這些加起來仍無法等於個案對房子的所有認知，治療者必須與個案討論他所經驗到的房子，甚至對家的想像。因為每段生命影響生命的過程、傾聽人生故事的時刻，皆需要去看物件跟整體畫面的關係，而不是物件本身。

二、藝術即治療 (Art as Therapy)

　　藝術創作並不會預設創作什麼樣的畫面，而是讓感受帶著自己創作，甚至可能在調色的時候就會覺得滿足，或是填滿色的時候，這也是為何藝術填色油畫、數字填色及其他填色畫冊能夠獲得大眾喜愛的原因。然而，許多人在創作過程中，可能會對創作不符合審美而感到氣餒、挫折，但在過程中可以不斷看見自己擅長的和不足的部分，不斷接納包容自己的各個面向，逐漸在這樣的歷程中發展出自我充權和療癒的能力。

　　實際上，不論是藝術即治療 (Art as therapy) 或藝術是一種治療的工具 (Art psychotherapy)，都是透過藝術—接觸、理解、詮釋、表達和消融情緒困擾，人們能因此接納自己。

　　藝術療法的對象並無特定的限制，藝術即治療，每個人都可以在任何時候進行；藝術是一種治療的工具，則與一般心理治療的對象相似，例如特殊兒童、青少年、家庭、煙毒犯、末期病人、精神病人等都是可能的對象。藝術治療的形式，包含以個別、團體、伴侶和家庭來進行，其形式如視覺藝術、音樂、舞蹈、戲劇和詩歌等，治療師能靈活運用不同的有效形式開拓藝術治療的領域。

藝術療法實作

藝術創作時，可能會不知道該從何下手，建議可找些隨手可得的材料，用自己擅長的方式做加工，例如剪貼、塗、捏、撕揉等任何方式都行，嘗試專注在當下自己的狀態即可。您也不用問自己在做什麼，也不須思考其中的意義，只要單純地表達，將情緒釋放，就能達到藝術治療的效果了。有些人可能會認為自己不會畫畫，或者畫得很醜，所有的情緒都是可以被接受的，容許情緒抒發出來，去接納「不能夠接納自己」的自己，在繪畫中正視脆弱，反而更有力量喔！

下列介紹幾種 ψ ξ ω § 常常使用的藝術療法實作應用和藝術療法實際案例作品[註4]。

━━🎣 繪畫曼陀羅 (Mandala) 🎣━━

1. 用具：紙、彩色筆、蠟筆、水彩筆。

2. 步驟

    (1) 靜心：讓心情平靜，專注於內在感受。繪畫色筆可以閉上眼睛用抽的，也可以自己選擇。

    (2) 畫一個圓：先在紙張上選擇喜歡的位置，畫一個圓。

    (3) 進行創作：畫完圓後，在圓內進行創作，不超出圓圈外；可隨心創作，任何創作都是屬於自己的，都可被接納。沒有美醜，是屬於自己獨特的創作品。

3. 曼陀羅彩繪解悉小技巧

    (1) 構圖線條：彎曲線條越多，代表創作者越圓融；反之，越多尖角方格，代表創作者較為性格，也可能比較容易讓人誤解或得罪他人；纏繞線越多，代表創作者內心存有諸多心結。

....
註4：此章節之實際案例作品，請至 188 頁掃描 QR Code 欣賞彩圖。

(2) 構圖比重：差異大，例如上重下輕，可能代表創作者在生活或心理上有不平衡的狀態，依據顏色及構圖也可能帶有恐懼、不安等情緒。

(3) 構圖色彩：採用的顏色濃度越高，代表創作者生命越刺激或較注重肉體享受；顏色偏淡或傾向粉彩色，顯示比較沉靜平和。紅色代表動力、積極、黃色代表溫暖、智慧、藍色代表放鬆、平靜、橙色代表努力奮鬥、綠色代表成長、紫色代表創造及想像力。

(4) 構圖的方位：畫的左方代表過去、中央代表現在、右方代表將來；圓圈外是指人的外在世界，這部分空白的話，代表創作者較專注在自己的世界和生活，對外在世界不太在意，不太受影響。

(5) 其他顏色解析詳見第六篇－七脈輪與色彩療法篇。

療癒解析

　　曼陀羅來自於梵文，Mandala 為佛教常用字，意指中心、圓圈圖案。人類的思想運作可分為意識和潛意識兩個層次，平常思考時大多使用意識，而不被人們所察覺的潛意識，並非不存在，我們可以透過許多活動看出端倪，繪畫曼陀羅便是個很好的方法，它能用以解釋和了解自己的內心、生命中發生了什麼事或恐懼某事物的原因；試著透過曼陀羅去發現，讓人們得以解決問題。心理學鼻祖榮格 (Karl Jung) 將曼陀羅彩繪帶入療癒世界，並稱它為「心靈能量 (Psychic energy)」。

贏(ψξω§) 有話說

　　人類想要尋找愛、尋找心靈的家園、尋找心中的圓滿，可是到底在哪裡？人類總是向外尋求，終覺空洞。曼陀羅是圓，可以藉由曼陀羅靜心，讓您重建心靈壇城的路徑。您可以在曼陀羅的圓中，實現真正地活在當下，讓意識高度清醒及帶著自我覺知，色彩塗抹的所到之處，就是意識與潛意識的療癒和整理，邀請您現在就提起畫筆，在紙上一次次去探索和喚醒自己。

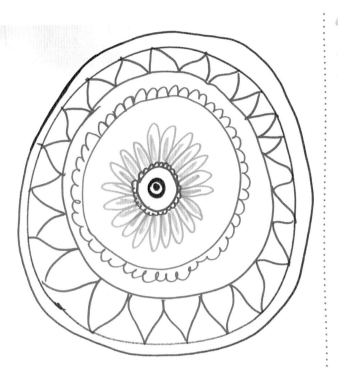

作品名稱：花之眼

作者：邱子易

作品元素：彩色筆

作品心境：

　　打開內在之眼，利用內在之眼，感受自我，發現更多的自己、自己的情緒狀態、思維移動、身體狀態，成為自己的觀察者。用內在之眼，感受別人心裡感受、思想邏輯、身體狀態，做適當的回應。

　　感受自己，也感受別人；感受周遭，感受大自然。

～ 情緒四格 ～

1. 用具：紙、彩色筆、蠟筆、水彩筆。

2. 步驟

   (1) 在紙張上劃分出 4 個格子，一格畫出一種情緒，四種情緒自己選擇，如快樂、孤單、害羞、恐懼、被愛、悲傷等。

   (2) 作畫時，可以閉上眼睛，停留一、兩分鐘，問問自己有這些情緒的時候，內心是什麼感覺？想想這些情緒像什麼？用圖畫和顏色來顯示經歷這個情緒的時候發生什麼事情？內容自由，可以是一個故事，也能是隨意的塗鴉。

   (3) 若為團體進行活動，可以在創作後共同討論創作過程中內心經歷了什麼；若是自己進行創作，或者不習慣把畫的東西跟別人分享，可用文字寫下自己的感受，或者是錄音記錄您的感覺。

讓畫中情緒說話－與負向情緒共存並察覺

在繪畫過程中，您會不斷識別出現的各種情緒體驗，並且與這種體驗同在，此活動可幫助您了解、識別、體驗情緒反應，從而開始嘗試處理溝通的各種情緒。您可能會體驗到沮喪、失望、空虛、混亂等情緒，這時，請您「試著在這種情緒裡」，或者「注意這種情緒來臨時，身體有什麼感受？」、「您感覺到了什麼？」、「這時候您的期望是什麼？」當您的防禦機制發動，通常會採取逃避或拒絕的態度，情緒四格能夠幫助學習與負向情緒共處，繼而建立自信與自制能力，當您能夠與當下的負向情緒同在之時，療癒已自然發生。

3. 情緒四格的變化作法

(1) 自己生命中重要他人

您可以將情緒四格變化為對自己生命中重要他人的畫，您需要思考生命中的重要他人是誰及對自己的影響，依重要人的樣子，將形象畫出來，並請您想像自己就是這個人，換位思考重要他人內在在想什麼、想對您說什麼，也就是請您體驗「重要他人」的角色，並將體驗說出來。

此項藝術活動與戲劇療法中「角色扮演」的作用是相同的，可分為「替重要他人說話」和「與重要他人對話」兩種方式，幫助您宣洩情緒，也可以梳理自己與重要他人的關係；亦能讓您從對方的立場端看問題的觀點，在換位思考的過程中達到態度的改變，也許能夠讓您的行為帶來可能的改變。

(2) 您所怨恨的人（此項做法建議由藝術治療師帶領）

回憶生命中一位曾經怨恨的人，將這個人畫出來，由治療師引導，對著畫中人物說出想要說（發泄）的話語，例如：「我心裡很怨恨您，因為您……」，治療師同時將這幅畫撕碎或毀掉，直到個案感到將內心的怨恨釋放出去。

此項活動屬於象徵性的操作手法，目的是將個案過去的情緒喚起，並提取到創作的當下來處理。其原理是讓那個曾痛恨的人，在內心「死去或消除」，使憤怒由此得到宣洩，一但個案能夠完全得到宣洩，生活中即能夠感受到糾纏已久的怨恨情緒消失。

(3) 令人傷痛的事件場景（此項做法建議由藝術治療師帶領）

回憶令人傷痛的事件場景，繼而將場景畫出來；治療師鼓勵個案回到當時情緒，重新體驗那一刻的心境。當個案說出其故事時，治療師可引導個案將陳述改為更具細節，這些細節會使個案將過去經驗帶到當下。

在許多的傷痛事件中，人們常常會有創傷後適應不良、未完成事件、未解決衝突的部分存在於深沉潛意識中，可能正在受著某些劇烈情緒的折磨，如恐慌、困頓、掙扎等。這項活動能夠協助受創傷之人回溯舊日情景時有身臨其境的體驗，將體驗帶到當下來處理，讓治療師提供創傷者對過去做了結的機會。這個過程對於創傷者來說，是自我整合與和解。

 靝 ($\psi\,\xi\,\omega\,$) 有話說

每個人都是最了解自己的，很多時候人類因為社會的框架限制，無法自由表達真實的內心世界，久而久之，能量由內向外施展的過程中被堵塞住了，堵在了自己的黑暗情節裡，成為困擾身心的重要因素。人類大部分都有著性格陰影處，也是埋藏在可能深無見底的心靈之處，透過藝術療法的釋放，將情節轉化成力量，潛在的能量能夠被啟發，而去創造更多的人生價值。人類應該思考和面對自己的黑暗面或負向的思考言行，帶著慈悲與善意去看待過往，從過往模式中去觀察自己，去覺察自己的思維、行為，向自己的源頭臣服，您將真正看見不一樣的自己，活出不一樣的人生。

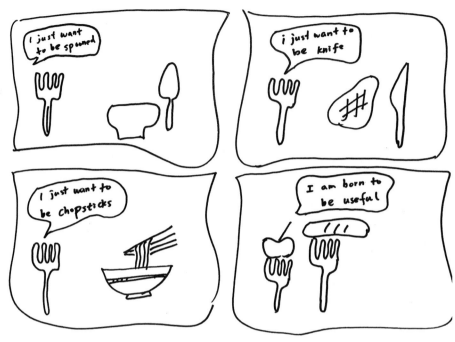

作者：邱子易

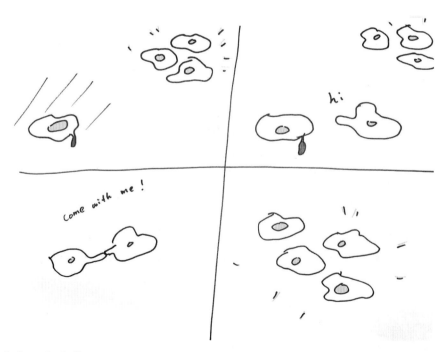

作者：邱子易

❧ 生命樹 ❧

1. 用具：紙、彩色筆或任何形式的筆。

2. 步驟：在紙上畫樹。

療癒解析

　　在大自然中，有許多能夠與自己產生共鳴和激發生命力的象徵事物，樹木便是常常被選擇為療癒的大自然元素，這也是人類喜歡接近樹木的原因。如同其他生命，樹木有自己的成長週期，從成長、茁壯到凋零，甚至再生被利用，有的樹表現出能在特定環境中的生存韌性，能在惡劣環境生存長久，而有的樹則是孕育出多彩的樹葉與花朵。此項藝術創作活動主要是探討個人對於自己的期待與看法，每個人所呈現的樹將完全不同，可能是生長著茂密樹葉的大樹，也可能是枯樹，也有些人呈現的是一座森林，有些卻是孤伶伶的一棵樹。每個人所呈現的圖像也會非常多元，有些人想要精采奪目，有的想要堅忍不拔，又或者有些人選擇成為木頭家具，希望自己成為能永續的價值。

　　您心目中的樹是什麼樣呢？您會選擇哪種樹來形容自己？這項活動適合用來剖析對自我的期待與對自我的看法。

❧ 生命樹作品 ❧

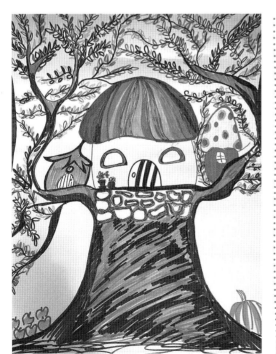

作者：邱子易
作品元素：彩色筆

作品心境：

　　心中期望自己如同大樹一般永遠生命盎然，即使遇到寒風依舊綻放美麗的花朵與綠葉。生命中充滿著豐沛果實，也充滿著童真，看待事物永遠帶著純淨的心看見真實的內在，獨一無二的展現真善美。

藝術著色／藝術數字油畫

1. 用具：彩色筆、油畫筆及顏料、著色本。

2. 步驟：於著色本上著色、填色。

療癒解析

　　此項活動能幫助人們紓壓的原因是「專注」及「釋放」；進行這項活動時，有助專注於彩色筆順著畫本上線稿的輪廓，使您在無形間形成了規則的節奏，此時，內心也會因為外在規律動作的節奏而平靜下來，焦慮與衝突感也可以得到釋放。

　　著色本和數字畫上通常有明顯可見的框線，框線代表著界限範圍，而清楚的界限才能夠帶來安全感。在被明確線框包圍的區塊內，您可以自由發揮，風險相對也是極低，不容易出錯。當您藉由著色，專注於當下，那些紛擾的思緒便不會在專注時出現擾亂您，在此同時，也能幫助您對過去的懊悔與對未來的不安能夠得到收斂，如同萬物歸於一點的概念，著色當下的您，正慢慢的集中精神，彷彿靈魂回歸於原點。

藝術著色作品

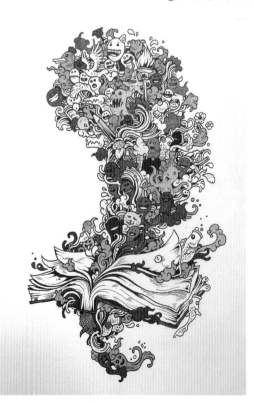

畫冊：小怪獸奇幻樂園
著色本繪圖：Kerby Rosanes
著色作者：邱子晏
作品名稱：真與假

作品心境：

　　我們可以在書中天馬行空地想像一切的可能，或許我們認為那只不過是假象，一種純屬娛樂的消遣，但現實世界又何嘗不是娛樂的表演舞台，一切皆有可能發生，我們所處的世界一樣是個假象空間，真真假假沒有分別，我們的心念可以創造出無限的可能。

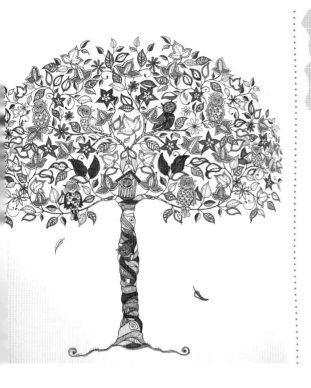

畫冊：祕密花園 (Secret garden)

著色本繪圖：Johanna Basford

著色作者：邱子易

作品名稱：造化之樹

作品心境：

　　一棵猶如童話世界中的造化之樹，代表著創造演化人的過去、現在與未來。有如時鐘一般，無始無終，不斷循環，自然而來，自然而去。

🍃 **藝術數字油畫作品** 🍃

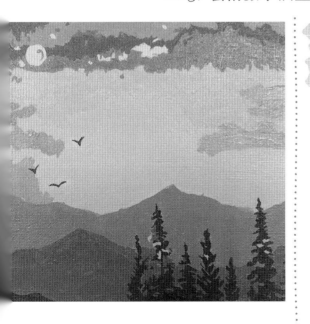

作品名稱：凡星璀璨

作者：邱純真

作品心境：

　　高山的遼闊、海鷗的飛翔，有一種親近大自然之感，遠離喧囂，感覺很放鬆，畫中的配色柔和，配上美麗的星空色、零碎的星星，很純淨璀璨，讓人可以放空好好思考，許多的無奈與疲憊隨著夜色一同過去，明天又是新的一天。

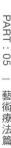

PART：05 ｜ 藝術療法篇

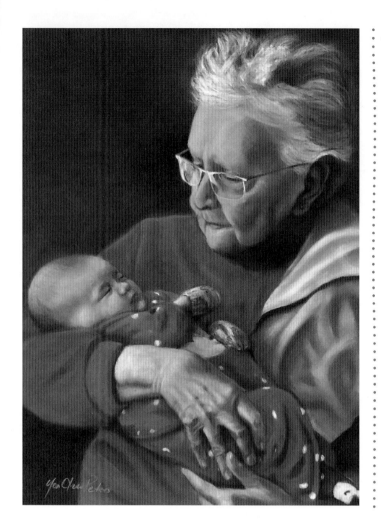

作品名稱：Great grandmother Jean and baby Kinsley

作者：Yen Chun Peters

作品心境：

　　奶奶圓融與安定，像魔法一般，安撫了幼小心靈。在親情上幾乎完美無暇的祖輩，即使她的生命逐漸老化、凋零，即使可能會點點滴滴忘記你，忘記你在她懷裡的重量，但這份愛永遠不會消失。

〜 塗鴉 (Scribbling) 〜

1. 用具：紙、任何類型的筆。

2. 步驟：在紙上隨心所畫。

　　塗鴉為常使用的活動，可幫助緩和焦慮、不安等情緒；也適合藝術治療師在第一次與個案接觸時使用，能協助找尋該次治療的核心議題，若一開始不知該畫什麼，便可先採塗鴉。此外，塗鴉亦常被利用在兒童繪畫的發展分析上，兒童塗鴉可以反映出其身、心的發育狀況，早期塗鴉與幼兒生理發展相關，如手、眼協調、大小肌肉運作的能力、平衡感、自我控制和現實感等。

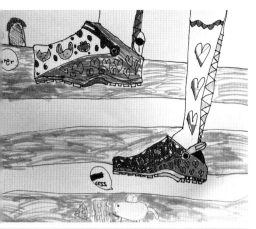
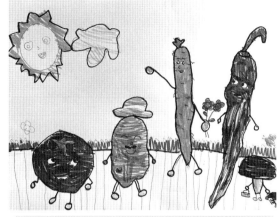

———❧ 塗鴉作品 ❧———

作品名稱：心情塗鴉 I
作者：涂瀞涵（6 歲）

作品名稱：心情塗鴉 II
作者：涂瀞涵（6 歲）

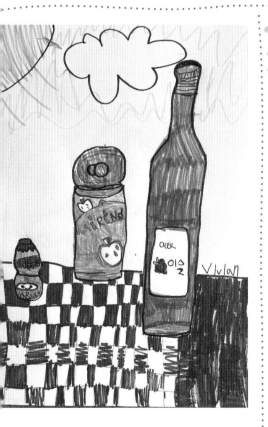

作品名稱：心情塗鴉 III
作者：涂瀞涵（6 歲）

作品解析：

作者介於 6~7 歲，此時孩童已經有個人的繪畫風格，可看出已能把圓形、正方形、長方形、三角形和菱形都畫出來，並且畫得很好。此位小作者也有參加繪畫課程，因此可看出繪畫的豐富度。透過圖畫可知，已能畫出動物與物品，通常此時期是畫出感興趣的事物。

在兒童的繪畫題材中，會以生活中常見事物及人物作畫，例如家庭生活及學校生活，先由個人生活為起點，也就是由「我」和「我的」來表現，之後隨著生活所接觸的事物、人物變多，表現範圍也由「我」發展到「我們」，如心情塗鴉 I 展現出作者所看的卡通；II 則是生活中常見的食材；III 的養樂多是作者很喜愛的飲料及青蘋果汽水。

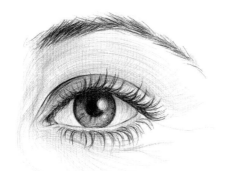

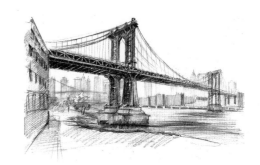

資料來源：
取自 Shutterstock

資料來源：
取自 Shutterstock

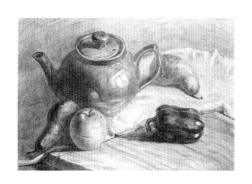

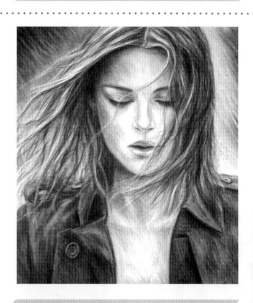

資料來源：
取自 Shutterstock

資料來源：
取自 Shutterstock

精靈的禮物──另類療法

༄ 團體繪畫 ༄

1. 用具：壁報紙或圖畫紙、彩色筆或其他畫筆。

2. 步驟

    (1) 多人創作畫 1：主題由進行此項活動的團體創作者共同訂定，例如動物、植物等，每人皆須參與及貢獻自己的設計在整體作品之中。

    (2) 多人創作畫 2：不事先討論主題與繪畫主題，但須先安排好每個人作畫的時間，例如一分鐘，第一人先在紙上作畫，接著所有成員輪流在同一張紙上作畫；成員可以看著圖畫上的圖案或構圖將畫完成，完成後，彼此討論過程中個人及對於其他人創作的想法。

    (3) 多人創作畫 3：請成員想一個代表自己的圖像（可以是動作行為、物件、現象、事件畫面等）；彼此不事先討論圖像想法，成員輪流在同一張圖畫紙創作，每人計時一分鐘，成員間可討論創作的順序。

此項活動可以讓成員在有限的時間學習如何表達自己；過程中可能會產生意想不到的情況，例如因不知道要畫在圖畫紙上哪個位置，可能感到焦慮、有人可能覺得好難，不知道要畫什麼或怎麼畫，抑或是輪到自己的時候，突然腦中空白或覺得代表圖像與整幅圖不協調、空間不夠要怎麼調整等，甚至也可能單純因為其他成員的關注而感到焦慮。團體繪畫是意念具體化、潛意識意識化的過程，動筆前自己所勾勒的畫面、下筆後圖像的顯現、事後成品的詮釋，每個畫面都是從潛意識提升到意識層次的過程。

成員們的分享是塑造在團體中的自我形象過程。創作成果的團體分享，呈現出每個人對於自己允許揭露多少真實自我於這個團體的程度；潛意識意識化反映的都是當下狀態、現階段的狀態和現階段的意念。此外，於團隊的分享回饋中，也能夠連結到個人過往經驗和記憶的投射，因此，可能激起其他團體成員的情緒反應，無形中提升了團體參與動機、增進團體互動，使得團體動力及自我覺察的因子融入，讓彼此能夠相互傾聽及回應對話。

—🐬 和諧粉彩指畫 (Pastel Nagomi Art) 🐬—

1. 用具：乾性粉彩蠟筆、紙、橡皮擦、美工刀、衛生紙、圖案模型、棉花棒、膠紙、剪刀。

2. 步驟

    (1) 首先在畫紙四邊貼上膠紙。

    (2) 預備一張白紙做調色板，用美工刀從粉蠟筆上刮下粉末。

    (3) 在另一張空白畫紙上，畫出您想要構圖的圖形，接著把圖形剪出。

    (4) 利用手指沾上色粉，在貼有膠紙的畫紙上作畫。可利用所剪出的圖形協助作畫，橡皮擦或棉花棒可用於調整色彩深淺及清除。

    (5) 作畫結束後將膠紙小心撕下，即完成作品。

療癒解析

Nagomi 的日文漢字為「和」，是和諧的意思；和諧粉彩指畫源自日本，為運用手指調和粉彩的獨特繪畫方式。透過簡單的步驟，為創作者的心靈帶來和諧、寧靜和喜悅。

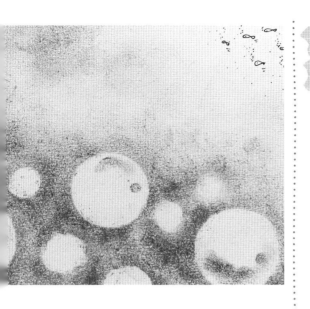

作品名稱：悠游

作者：廖育筠

作品心境：

　　運用柔和的粉彩筆觸，使用沉穩的藍紫色調作為基底，搭配自由自在的魚兒及穿梭其中的泡泡，顯示出平靜、祥和的氛圍，讓平日忙碌的自己從繪畫中放慢腳步，多一點留白的時間，就好像在深深的海裡，那種寧靜、豁達的感受。

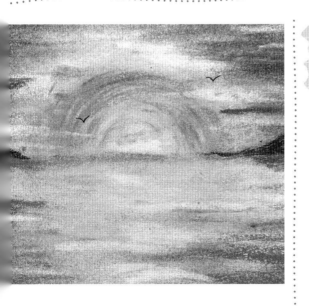

作品名稱：倒影

作者：吳孟庭

作品心境：

　　利用粉彩的特性將晚霞的層次做出來，讓倒映在海水中的晚霞使得海水更加絢麗。

PART：05 | 藝術療法篇

173

作品名稱：夏日金魚
作者：林宜瑾

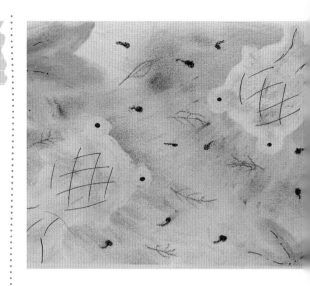

創作內涵：

用柔和的色調表達期待對夏日的美好，溫熱的風，鳴叫的蟬，魚池中自由游來游去的金魚，還有代表新生命的蝌蚪。

作品心境：

想要像畫中的金魚一樣，在夏日展現自我的美好，在保護區自由的實現自我價值，蝌蚪更代表著生生不息的新想法、新創作。

作品名稱：手護
作者：廖君珮

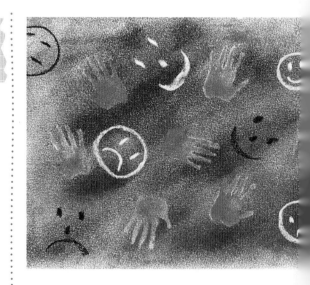

創作理念：

在這個疫情擴散的世界裡，醫護人員扮演著極為重要的角色，靠著雙手照護病人是護理的使命，所以作者用紅色來代表。背景顏色會用黑綠來呈現是因為作者認為世界已經被病毒吞噬了；而表情代表著護理人員內心及外表的展現，雖然辛苦以及疲憊，但因為做得是照護工作，所以內心是感到喜悅的。

禪繞畫 (Zentangle)

禪繞畫英文 Zentangl 中的 "Zen" 之意即為「禪」，美國創辦人 Rick 和 Maria 發現透過描繪重複的圖案，能夠進入到一般人很難進入的靜心冥想狀態，於是便著手研究此種能讓人獲得平靜、安定內心的簡單、有趣和放鬆繪畫的方式，任何人單純使用筆及紙，就能創作出美麗的作品。

當創意流動的時候，創作者可以感受到療癒；禪繞畫透過專注精神集中在紙筆上，進而忘卻周遭煩心的事物。雖然只是重複畫著同樣的圖案，但卻感受非常紓壓，畫完畫作，會讓人有一種自覺的美，如同欣賞自己內心的投射一般。

禪繞畫作品

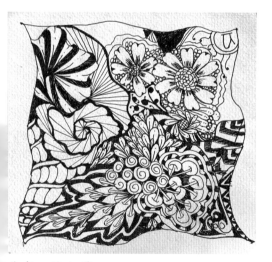

作者：林宜瑾

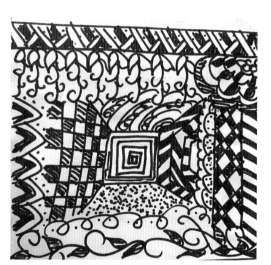

作者：林鈺婷

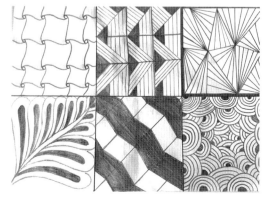

作者：蔡佩珊

作品名稱：生命氣息
作者：王惠芳
作品要素：彩色筆、鉛筆、彩色鉛筆

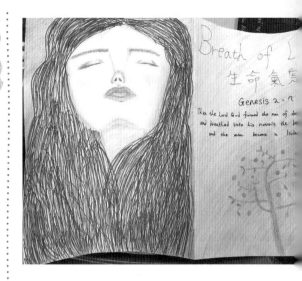

作品說明：

　　人因有了氣息成了有靈魂的生命，若沒了氣息就將歸於塵土。聖經創世紀第二章第七節：「耶和華神用地上的土造人，將空氣吹入鼻孔，成了有靈的活人」。Breath 譯為呼吸或氣息，有靈魂的人包含心思、意念、思想與情感。

作品名稱：人生美麗
作者：陳嘉珣
作品要素：棉花、乾燥花、枯葉

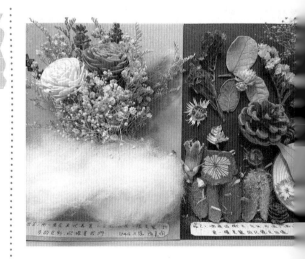

作品說明：

　　左邊代表生，用一束花代表人生就像花一樣的美麗，許多的色彩迎接著生命；右邊代表死，凋落的樹木花朵布滿人的一生，枯葉代表著美麗的記憶與回憶。

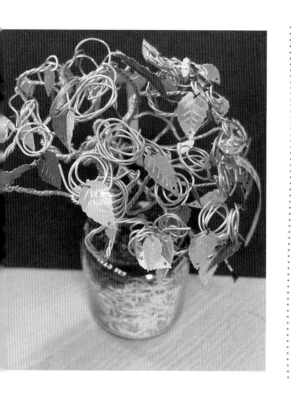

作品名稱：生命之樹

作者：王明秀

作品要素：細金屬繩、彩色塑膠葉片

作品說明：

　　衰老與死亡正是人類這種短暫生物美好之處，正因為會衰老，會死亡，才令人覺得可愛，覺得尊貴。

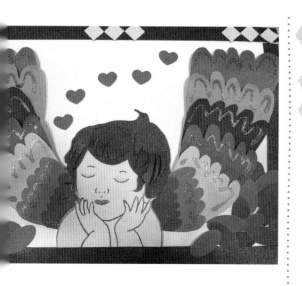

作品名稱：天使

作者：王延莉

作品要素

剪貼色彩紙、色筆

作品心境：

　　ἄγγελος 希臘文為天使，穿梭於天堂與人間，作者認為是守護者、信息傳播者，也是天國的引路者，肉體死亡的那一刻，靈體化為天使，永愛人間。

作品名稱：循環
作者：李佳真
作品要素：枯葉、水彩畫

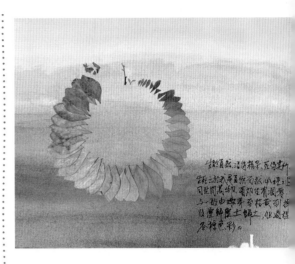

作品心境：

　　生於自然，活的精彩，死得其所，一生圓滿。生死之於作者是自然而然的必經過程，如同世間萬物，有初生，有凋零，如同葉子一般由嫩芽至枯黃到掉落，最後塵歸塵，土歸土，但過程卻是充滿各種色彩。

作品名稱：小王子世界
作者：蘇子瑄
作品要素：紙黏土

作品心境：

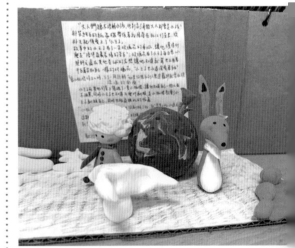

　　大人們總不理解小孩，但別忘了每個大人都曾是小孩，故事中的小王子有了一朵玫瑰花的牽掛，讓他懂得什麼是「陪伴為最常情的告白」，玫瑰花有了小王子的悉心照料及遠在其他星球的念想，讓它知道就算有著千百萬朵和自己一樣的玫瑰花，「小王子也永遠深愛著自己」。當小狐狸得知時，下了一個註解：「如果您想和別人製造羈絆，就要承擔流淚的風險」。這顆行星讓作者忘卻「大人的煩惱，讓作者重拾小孩的童真」，別忘了我們都是最閃耀的那顆行星，也都曾是那天真開心的小孩，歡迎在這顆行星上找尋迷失的自我。

03 畫圖占卜（心理測試）

心理測試 (Mental test) 為心理測量的工具，心理測試在心理諮詢中，能幫助人們了解自己的情緒、行為模式和人格特點。

━━ 占卜一 ━━

分析出您的現況、心理狀態以及壓力指數。

1. 準備材料：紙、筆。

2. 指令：請在紙上畫出一個人在雨中的狀態。

3. 提醒：占卜是直覺式的圖畫占卜，請以直接的想法來作畫，勿搜尋圖片照著作畫，並避免人物線條太過簡單（如火柴人）。

4. 解析：雨中人物代表自己的投射，象徵「意識到壓力存在的現況」。請注意人物所有細節。

   (1) 人的高度、站的位置、線條的粗細：代表自尊心以及自我認同。

       A. 站立面對正面：面對問題較能正面應對。

       B. 站姿側面的人：有逃避、心情憂鬱的意義。

   (2) 人物表情

       A. 表情不安：處於很心煩意亂。

       B. 傷心：疲憊的狀態。

       C. 開心：對於現階段遭受的壓力是帶著「積極正面」的心態面對。

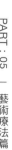

(3) 雨：象徵「壓力」，雨滴越多，代表承受的辛苦較多。

    A. 畫雨天卻沒有畫出雨、或是畫上的雨非常少，表示對壓力的感受力遲鈍。

    B. 雨量畫得很大又密集，表示對壓力敏感。

    C. 畫出其他特別元素：如暴雨、烏雲、淹水、閃電等圖案，則表示「遭受壓力的程度」，按照您畫得雨天強風暴雨程度，就是壓力的大小投射。

(4) 雨中情境：因應下雨天的情境，人物搭配畫出雨傘、房屋屋簷等「躲雨對策」，表示您對於壓力有適當的調節方式；如果完全沒有畫出可以遮雨的相關物品，表示目前處於無法面對壓力的狀態。

5. 範例

ψ ξ ω § 解析

此張圖畫的人向著側面，表示心中有著些許憂傷及憂鬱，然而人物的表情是在微笑及雨滴只有三滴，並且有雨傘支撐，代表雖然經歷憂傷，仍然可以承受其壓力，並且有著抵抗壓力的助力。此外，衣服上面呈現花朵，這可以有兩種解釋，一為憂傷主要來源為感情，二為其感情對象可以成為度過壓力的助力。

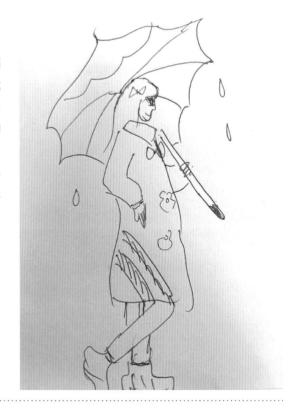

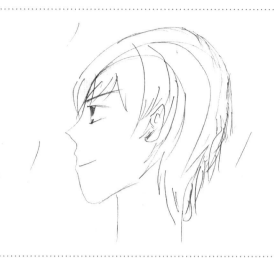

雨中的樣子是在測試壓力存在的現況，側著身體代表心情憂鬱，但表情有微笑，表示壓力狀況是還可以正面面對且接受、可以應付的。有下雨卻沒有畫出雨，代表對於壓力感受度有時比較遲鈍；沒有任何雨具或躲雨，代表對於壓力沒有一定的調節方式或者目前不想面對壓力。

占卜二

測試您的現況。

1. 步驟

(1) 首先會有下圖六格，包含各種不同幾何圖形，憑直覺在每個方格裡完成一個簡單的圖畫。

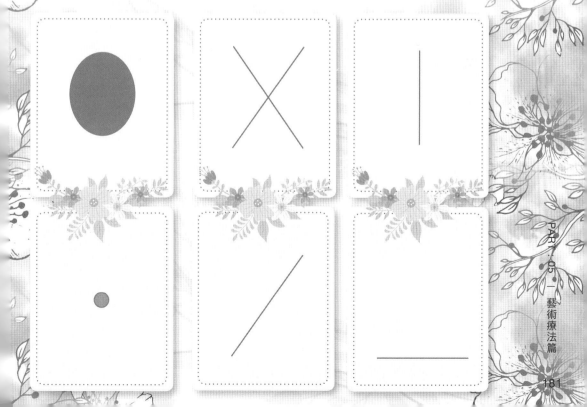

(2) 畫好之後為「每一格圖」寫上一個形容詞加上名詞的句子，
　　例如「開心的笑臉」來形容您的畫。六格代表的意義如下圖
　　所示。

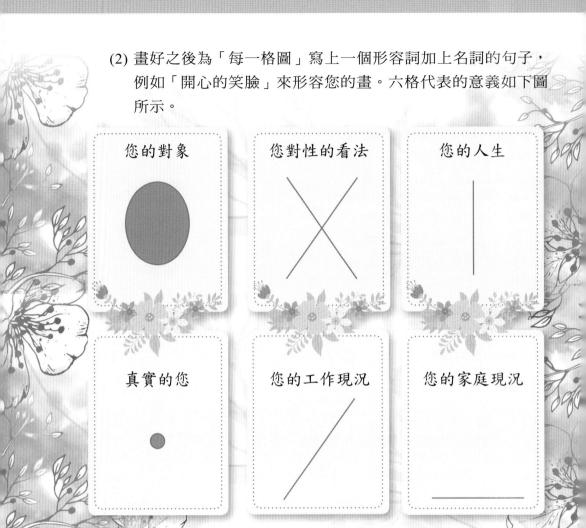

2. 範例

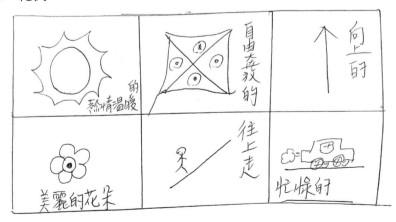

- 對象的個性是熱情溫暖的，或是期待自己的對象個性是熱情溫暖的；因為像太陽，也許個性上有時候會比較剛烈

- 在性生活或者對性的想法，認為應該要隨自己心意，因為風箏是人的掌控，若對方操作得宜，可以享受其中

- 人生現況目前有著向上提升的跡象，也許是在靈性成長，工作或學習都能得到成長

- 自己希望像美麗的花朵般，在外型也許常得到稱讚，您也會在外表上注意儀容，通常可受到他人喜愛

- 在工作方面，目前正在更上一層樓的階段，也因為是在往上走的途中，可能比較費力，但可以有所收益

- 家庭則是呈現忙碌的狀態，需要有交通工具才能夠串聯彼此的距離，家人也許離得較遠，且各自忙碌生活

—✿ 占卜三 ✿—

測試您的人生、愛情、友情及現在所面臨的挑戰。

1. 準備材料：可以利用紙筆作畫，或者單純在腦海中想像畫面，想像的畫面越仔細越好。

2. 步驟

(1) 您在一個沙漠中，想像一下是什麼樣的沙漠呢？天空的顏色？天氣如何？沙漠是平的、還是有高低起伏？

(2) 您看到了一個四方體，這個四方體長什麼樣子？多大？是用什麼材質做的？在畫面中的哪個位置？是飄浮在空中、在地上？它是移動的、還是靜止的？

(3) 接著，有把梯子，這個梯子的材質是什麼呢？多大？跟四方體的相對位置是什麼樣子呢？

(4) 想像有一匹馬，這匹馬的細節，牠在哪裡？在做些什麼事？牠有要去哪裡嗎？

(5) 接著想像有花朵，有多少花朵？長什麼樣子？在哪裡？與馬、梯子以及沙的相對位置是什麼樣子？

(6) 最後，現在沙漠中突然來了一場暴風雨，想像一下是什麼樣的暴風雨？距離遠還是近呢？它往哪個方向前進？會影響到馬匹、花朵、四方體或是梯子嗎？

(7) 檢視總共元素：沙漠、天氣、梯子、四方體、馬、花、風暴。

3. 元素代表意義

(1) 沙漠：代表您現在的人生。

(2) 天氣：代表您現在對人生這條路的感受。

(3) 梯子：代表朋友或夥伴。

　A. 梯子的格數：代表您目前所認同的朋友數量。

　B. 梯子的材質：您眼中他們的形象。

　C. 梯子的位置：如果梯子是靠在四方體上，您的朋友跟您是比較親密的，會互相依靠；如果梯子的位置比四方體低，可能您比朋友優秀一點。

(4) 四方體：代表您自己。

　A. 四方體的大小：您的自我意識；越大的立方體象徵自我意識越大。

　B. 四方體的移動或位置：如果是飄在空中或尖角向下，自我中心就越強烈。

　C. 四方體的材質

　　a. 透明：您越容易對人敞開心胸。

　　b. 非透明：您自我保護意識比較強烈。

　　c. 發光：您可能是個比較正面的人，喜歡帶給身邊的人正面的能量。

(5) 馬：代表心目中的愛人。

    A. 馬的大小、顏色、漂亮與否，皆代表您對愛人的期望或現狀。

    B. 馬是否靠在四方體上？還是在咬四方體？是遠離四方體，還是正在走進？

(6) 花：代表作品、成就或子女。

    A. 花的數量和位置代表您對自己成就的定義。

    B. 某種特定的花，可查詢花語。

(7) 風暴：人生所經歷的災難或痛苦。破壞力的強度代表您認為災難的嚴重性；距離表示您現在的人生正在經歷一番痛苦。

4. 範例

(1) 想像的是黃色柔和的沙漠，整個色調為淡淡黃色，沙漠的沙呈現微微波浪，透明的水晶四方體飄浮於空中，同樣材質的水晶梯子靠著四方體並連接著地面，一匹白色的獨角獸心情平靜地待在四方體旁邊，花是沙漠所長出來的幾朵白色沙漠玫瑰，就在四方體及獨角獸的旁邊，獨角獸及仙人掌都在白色帳篷下，暴風雨可以聽見其聲但有距離。

 羸（ㄌㄟ ㄨ ㄕ）有話說

    黃色的沙漠表示人生目前不處於拋頭顱、灑熱血的階段，已經走向較為平穩的路途，但仍然保持溫暖有活力。透明的水晶四方體表示心胸較為寬大，可接納他人的種種不同；透明水晶又為白水晶，白水晶代表平衡、美滿，使心靈平靜，因此是位能夠帶給他人安撫及心靈輔導的人。白色水晶梯靠著您並連接地面，表示您與朋友的親密聯繫，在需要時彼此可以成為心靈慰藉並取得幫助。白色獨角獸顯示高貴與美好，您對愛情的態度是非常有勇氣去追尋屬於自己的美好，而獨角獸也會將未來帶來美好。

白色沙漠玫瑰共有三種花語，一為堅強、二為愛您不離不棄、三為至死不渝，花朵代表成就或子女，在成就或子女方面上有幾個特質特別突出，可展現出令人讚賞的一面。暴風雨可聽到聲音卻有距離，代表生命的警訊或功課在提醒著您，讓您憶起需要達到的目標，此時您的人生並無遭受強大的人生衝擊。

(2) 白色平坦的沙漠，天氣晴空萬里，四方體為一個木頭材質的涼亭矗立於地面上，木頭梯子連接著涼亭，是通往涼亭的步道，一匹咖啡色的馬在涼亭旁邊吃草，涼亭旁邊長滿一個花圃的向日葵，暴風雨距離很遙遠而且越來越遠。

 羸(ㄩㄥㄨㄥ)有話說

白色平坦沙漠代表人生目前處在順遂階段，天氣晴空萬里表示心中對人生感到正向與積極的狀態，對目前狀態感到滿意，木頭的涼亭代表著自我意識稍微強大，有其固執的一面，對於認定的事情他人難以撼動，而木頭梯子連接著涼亭表示有與您較為親近的朋友，目前狀態您的能力比您的朋友還好一些。咖啡色的馬代表在感情中想要或者對象是優雅、質樸、信賴、安定的人。一花圃的向日葵代表事業有所成就，在工作上得到上司肯定與心中成就，此外，向日葵代表的花語是沉默的愛、沒有說出口的愛，也代表信念與忠誠，表示對工作存有一定忠誠度，在感情上寓意著要勇敢去追求自己想要的感情與幸福。暴風雨遠離涼亭代表目前人生階段並無遭受痛苦。

(3) 沙漠微微有起伏，天氣晴朗微熱，天空很藍有雲，四方體是透明的類似玻璃材質於前方不遠處，呈靜止的狀態，大小類似一個舞台，梯子架在舞台旁邊，是白鐵般地顏色，可以從梯子攀上舞台。馬是白色的，高大健壯，牠看著我不動，好像在等著我向牠走過去，馬的後方有一大片草原，花朵在草原上，粉色和白色的玫瑰很多；花朵和舞台在差不多的位置，都位在馬的後面。暴風雨在左邊，能夠看得見，雖有點距離但沒有很遠，暴風雨沒有向這裡移動，而是一直在左邊方向。

您現在的人生沒有太大起伏，大部分情況可以正面心態來面對，偶爾覺得心情有點煩躁，但不至於影響太大。您的自我意識正常，不是特別大，對很多事物能開放心胸來對待及接納，人生中有與您親密的好友，在需要時可給您從旁的安慰與協助；您的好友有堅強的特性，並且給您安全的感受。在感情上您屬於較為純潔與保守，對象的個性簡單正直，會默默守護您，他擁有一定程度的經濟狀態。您的子女包含男女，平常與子女較常在一起，時間多於您的伴侶，他則處於您跟子女前面引領您們。目前在人生中，有個讓您感到困擾或痛苦的存在，它離您有點距離，但可以感受到它的存在，並且維持在同樣的地方，尚未離開。

結 語

　　藝術療法提供機會讓您去面對、去承認、去擁抱影響自己過去的傷痛，當您創作時請記得接納自己的脆弱、釋放自己的真實感受。聖者言：「如果能把人生的美好或更好，界定在『創造我是誰』，在表達『我』最恢宏的存在狀態，界定這人生是永恆的，永遠進行的生命存在歷程，這將是一個精彩的人生」。透過自我覺察，使我們更認識生命的樣貌，並且在面臨人生各樣選擇時，意識到自由與責任是相伴而來的。

　　人類在物質生活較無缺乏時，自然會進入到更高層次的探討，例如人生到底有什麼意義呢？人類每天汲汲營營又是在做什麼呢？是在擔心現在不多賺一點，老了怎麼辦？或者擔心小孩、孫子的生活？衍生出諸多憂煩及甜蜜的負擔，那麼人類無法活在當下，總是活在過去與未來。

　　人之所以不快樂，是因為心中的貪慾沒有滿足，有些人得到之後，又追求更好的，而這個普通、好、更好之間的差異由誰而定？是賺三萬元，花二萬元就得到滿足的人快樂？還是賺三百萬，花三百多萬才滿足的人快樂？這些都只是人的「滿足點」問題，與您共勉之。

延伸閱讀

正木晃 (2007)・*曼陀羅心靈彩繪*・非馬。

林政宜 (2008)・*藝術治療中的心靈能量轉化－由曼陀羅創作談起*。https://www.arthealing.tw/viewpage/49

Fincher, S. F. (2008)・*曼陀羅小宇宙－彩繪曼陀羅豐富您的生命－彩繪曼陀羅豐富您的生命*（游琬娟譯）・生命潛能。（原著出版於 1991 年）

Garwain, S. (2002). *Meditations: Creative visualization and meditation exercises to enrich your life*. New World Library.

Moacanin, R. (1999)・*榮格心理學與西藏佛教：心理分析曼荼羅：心理分析曼荼羅*（江亦麗、羅照輝譯）・台灣商務印書館。（原著出版於 1986 年）

相關連結網站請掃描 QR Code

華人心理治療基金會	臺灣藝術治療學會官網	臺灣心理諮商資訊網

欲欣賞實際案例作品，請掃描 QR Code 觀賞彩圖

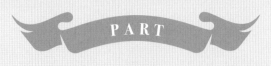

PART

06

七脈輪與色彩療法篇

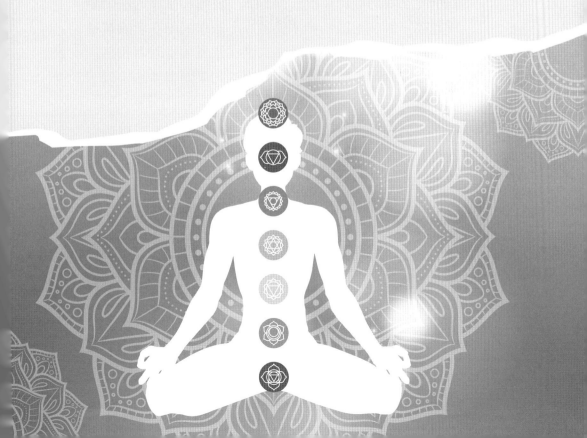

地球的人們好！我是阿布卡蘭 (ㄨㄇㄒㄑ)，來自亞特蘭提斯，我們族與外界的生命體，是以心電感應的方式溝通，很開心能受邀分享七脈輪與色彩療法給各位，從我與 φξω§ 的心靈溝通得知，很多人類無法與源頭持續連結，或者覺得自己接收不到源頭帶給自己的指引與訊息，我想，在人類的一生中，都有屬於自己的課題需要完成，為什麼有的人類輕易就能連結上，並且擁有驚人的直覺力？而有些人類就是無法與源頭連結，收到指引呢？我們亞特蘭提斯族認為，身體和頭腦的振動頻率越高，靈魂的振動頻率就越高，若您的內在意識越積極，它就越反映在外在意識或潛在意識，當兩者和諧一致，也就會帶來積極向上的世界；如果兩者無法一致，人們就會沉迷於貪婪和權力。

我們族以音樂療癒聽覺、芳香療癒嗅覺，也以色彩療癒身心，希望藉由七脈輪與色彩的分享，地球文明能夠啟動心靈之眼松果體及刺激腦神經再連結，與內在的神聖連接，增進未來生命洞見，療癒過往內在創傷。

七脈輪

脈輪的梵語 chakra，即為「轉輪」之意，是旋轉的能量盤。脈輪可比喻為人體 DNA 的兩條鏈結，從海底輪開始，它像一條蛇，以順時鐘方向沿著脊椎成螺旋狀，向上流動穿過臍輪，太陽神經叢（太陽輪）、心輪、喉輪、眉心輪到達頂輪，再從頂輪反向依序流回基底輪，形成一個距離體表大約 10 公分，包圍整個身體的能量場。人身體的七個脈輪，分別控制著身體的某個特定部位和某些內分泌腺體（表6-1），以下簡述主要七大脈輪。

1. 海底輪 (Muladhara cakra)

此脈輪連接到地球的能量，並且給予人類的生存的本能。主要支配性腺和性器官的活動，產生求偶交配的慾望來維持生命的繁衍。是蛇火（中國道家稱為拙火）的潛伏處所，也就是來自地心的靈能活力。

靜心時將意念置於海底輪，心中可產生寧靜安祥的感覺。

2. 臍輪 (Svadhisthana cakra)

為身體能量發射中心，是中國道家丹田的所在（肚臍與命門的中間）。此脈輪幫助我們維持健康的陰－陽共存。它也是太陽能量輸入的孔道，是生命力的泉源。

3. 太陽輪 (Manipura cakra)

與太陽神經叢相通，主要是支配情感情緒的昇沉和控制胰腺活動，對於人類身心的正常發展有重大影響。

4. 心輪 (Anahat cakra)

和心臟神經叢有互相因依的關係。此脈輪是愛的中心，當人們情緒受傷害，例如離婚、分居、死亡的傷痛等，都會傷害心輪。心碎引起的身體疾病，同時也需要心輪情緒的治癒一起進行。

5. 喉輪 (Vishuddha cakra)

喉嚨和甲狀腺、咽喉神經叢有互相因依的關係。此脈輪是意志力中心，當人們真誠地表達自己時，有益喉輪的健康。人們在生命中所做的任何選擇，都會在能量的層次上生成結果，若您對於忿怒選擇不採取行動，脈輪會以喉炎的方式顯示情緒。

喉輪和心輪、眉心輪、頂輪互相呼應，來協調想像、直覺和概念。此外，喉輪也和海底輪、臍輪、太陽輪相輔調節生理的發展和情感的波動。

6. 眉心輪 (Ajina cakra)

有第三眼或心靈之眼，又或者精神中心之稱，是通往智慧的大道，此脈輪可以區隔事實與幻想。此輪能量不足時，容易引起精神方面病變，能量具足時靈感甚強，具有直覺力及決策力。

7. 頂輪 (Sahasrara cakra)

它和松果腺及腦樹枝突神經叢有互相因依的關係。此脈輪為精神與自然界溝通之工具，透過此脈輪從宇宙獲得的生命力，是精神上的連接或通訊器，此脈輪也被當做人的正知正覺的由來，能量具足時可達到身心靈的統合。

★ 表 6-1 脈輪整合表

脈輪	位置	腺體	器官	顏色	系統	意義	失衡表現
第 8 輪	頭頂上方身體以外	無	無	紫紅色	綜合系統	—	—
7 頂輪	百會穴頭頂中央	松果體	大小腦及眼、腦下腺、神經系統	白色、紫色	神經系統	提升心靈能量	■ 身體：失眠頭痛、偏頭痛、神經緊張、記憶力差、精神無法集中、腦部缺氧引起腦部疾病、鼻塞、眼痛、耳痛 ■ 心理：身心憔悴、心情不開朗、隨波逐流、憂鬱、沒有目標 ■ 皮膚：面色萎黃、長倍、長斑
6 眉心輪（第三眼）	眼眉間	腦下垂體	耳、鼻及左眼	紫藍色、靛色	內分泌系統	超越自我	■ 身體：眼盲、頭痛、惡夢、眼部疲勞、視覺模糊 ■ 心理：頭痛的案鬧、生命力衰微 ■ 皮膚：面色青黃、皮膚粗糙、沒有光澤、容易長血毒性暗瘡
5 喉輪	喉核部	甲狀腺	支氣管、發聲器官及消化道、喉嚨、甲狀腺、肌肉、耳朵	藍色	呼吸系統	表達能力	■ 身體：喉頭炎、頸部僵直、感冒、甲狀腺病症、聽覺病症 ■ 心理：壓抑自己，討好他人 ■ 皮膚：面色青黃、無光澤、毛孔粗大
4 心輪	兩乳之間	胸腺	心、肺、神經、循環及免疫系統	粉紅色、綠色	免疫系統	愛與慈悲	■ 身體：心、肺、氣管疾病、如口乾舌燥、胸悶、呼吸短促易產生呼吸道炎症、肩背痠痛、手心灼熱、乳腺小葉增生、高血壓 ■ 心理：易心煩意亂、懷疑、猜忌、淺眠、好辯、缺少個人力量、易有挫折感 ■ 皮膚：毛孔粗大、面色蒼白、容易敏感、乾燥、易形成小皺紋

精靈的禮物——另類療法

★ 表 6-1　脈輪整合表（續）

脈輪	位置	腺體	器官	顏色	系統	意義	失衡表現
3 太陽輪（太陽神經叢、胃輪）	肚臍肋骨間	胰臟	胰臟、胃、肝及膽囊、皮膚、腎上腺	黃色	消化系統	決斷力	■ 身體：容易形成酸性體質、脾胃功能失常、易口苦或口炎、便祕、消化不良、潰瘍、糖尿病、低血糖 ■ 心理：易怒（宣洩）、不能自控、神經衰弱易疲倦、嗜睡、煩躁不安、缺少決心、壓抑、覺得自己是個懦弱性者、受害者 ■ 皮膚：面色青黃、皮膚粗糙無光、鬆弛無彈性、易色素沉著
2 臍輪（丹田）	肚臍下一吋	性腺	女性生殖器官、乳腺	橙色	排毒系統	創造力	■ 身體：陽萎陰虛、不易受孕、子宮、腎、膀胱疾病、月經不調、更年期綜合症、卵巢功能衰退、乳腺小葉增生及乳房鬆弛 ■ 心理：情緒沮喪、神經敏脆弱、易急躁、怨恨、苛責 ■ 皮膚：乾燥、暗淡無光、色素斑容易生成、毛孔粗大、油脂分泌旺盛
1 海底輪	脊椎骨底部	腎上腺	脊椎骨、腎臟、血液、膀胱、男性生殖器官	黑色、紅色	循環系統	生命力	■ 身體：腰酸背痛、免疫力低、婦科疾病、性冷淡、便祕、肥胖、痔瘡、坐骨神經痛、關節炎 ■ 心理：對性有恐懼或罪惡感、心不在焉、情緒不穩、易怒、健忘、失眠 ■ 皮膚：暗黃沒有光澤、缺水鬆弛、容易形成色斑

靝(ㄐㄧㄥ ㄨ ㄕ)有話說

七脈輪淨化實作建議

頻率：建議每天一次。

場域：泡腳、泡澡、起床時或睡前皆可。

方法：

1. 先進行深呼吸 3 次，將情緒穩定，然後五指併攏，手掌放在脈輪上的 5~10 公分處，先逆 10 圈、後順 10 圈，依序由海底輪、臍輪、太陽輪、心輪、喉輪、眉心輪、頂輪作清理。

2. 若想要加強淨化，再用觀想的方式從海底輪開始，觀想一個澄淨光亮的紅色光球正快樂地旋轉著；然後是臍輪，觀想一個潔淨發亮的橘色光球快樂地旋轉著，按照脈輪顏色及位置依序而上。此時淨化的重點是注意觀想顏色，順序為紅、橙、黃、綠、藍、靛、紫，七個脈輪要平衡，也就是觀想一樣的大小，讓脈輪均衡發展；也可以雙手做握球狀，置於脈輪所在處，有助於集中能量與意念。

注意事項：

清理脈輪的時候，可能剛開始無特別感受，但其實與自己內在小孩連結或冥想一樣，需要時間的累積；並且注意在做脈輪清理之時，生活周遭可能會開始出現引導您釋放情緒的課題，這是因為藏在脈輪內的負面事物需要釋放，這時請勇敢去面對、平靜去看待，將情緒解放，您會感受到清新的自己。

◢◤ 結 語 ◢◤

每個人身上都充滿能量和不同色彩，這些就是脈輪與能量；以順時鐘方向旋轉，主宰著人的潛能、健康、精神、智慧與靈性。每個脈輪都有其獨特的振動頻率，並呈現繽紛美麗的七色彩，嬰兒時期脈輪的顏色純淨，會隨著年紀增長及種種因素變得黯淡，因為在生命的過程中，人們會遭受創傷和失落等種種生活苦痛，這些會將毒素遺留，影響脈輪健康，繼而阻礙振動頻率及加速身體老化。因此，ㄐㄧㄥ ㄨ ㄕ 建議人們檢視自己脈輪的症狀，搭配意念療法篇之實作方法，改善自己脈輪的健康，活出彩色的生命！

色彩

　　亞特蘭提斯的色彩比地球更加多元，有些色調是地球看不到的，因為人類的眼球無法分辨出那些顏色。舉例來說，我們的草原雖如同地球主要的色調為綠色，卻是由不同色調的綠色所組成。草原會散發出聖潔的光芒，當輕風吹起，那片光芒便似微風吹皺的湖面，不時散發出美麗的波紋；多彩的鮮花同在草地上綻放，河面也是金光點點，河水如妙曼絕倫的閃亮曲線，輕輕劃過草原；絢麗的雲彩閃耀光芒，翻騰著、涌動著，一切就是活著的一個整體，所有的花、草、河及天上的雲，都是整體的一部分！我們曾特別邀請地球人到亞特蘭提斯，他們總是被我們奇麗燦爛的天地所震懾，我們也曾讓地球人在亞特蘭提斯短暫學習，教導他們色彩療癒的奧秘。正在閱讀此書的您，還不曾造訪過亞特蘭提斯，就讓ㄇㄟㄎ透露部分的奧秘，分享給各位。

　　色彩 (Colour or Color) 是人類的眼睛、腦部和生活經驗對光的顏色類別描述，所產生的「視覺感知[註1]」。顏色是由光反射所產生的，此種反射是由物體的物理性質決定，如光的吸收、發射光譜等。人類對顏色的感覺不僅僅由光的物理性質所決定，還包含許多心理因素，例如對顏色的感覺往往受到周圍顏色的影響。顏色就是人對光的一種「感覺」，由大腦產生的一種感覺，感覺是很主觀的，不同人看到相同的紫色，可能會有所不同。

　　色彩療法的理論描述色彩的呈現與光及能量有關，不同色彩有不同的波長，不同的頻率自然呈現出不同能量，此類能量進而影響人體的身心健康。以日常生活為例，紫外線可殺菌，可促進人體維生素 D 的合成、能對不同植物光合作用等。另一方面，色彩也是光的特性之

1：引自 Visible spectrum . (2022, May 28). In *Wikipedia*. https：//en.wikipedia.org/wiki/Visible_spectrum

靈的禮物—另類療法

一。人的身體是由不同能量所組成的場域，稱為能量場，因此，不同頻率的光自然會影響身體不同的層面。舉例來說，高頻率的金黃色，可以影響高頻率的腦部，其他不同頻率的色彩，也可以影響身體不同的部位。

阿布卡蘭 (ㄨㄈㄧㄈㄑ) 有話說

黑與白的奧秘－黑暗與光明

　　黑色定義為沒有任何可見光進入視覺範圍，反之，白色是所有可見光光譜內的光都同時進入視覺範圍內。顏料如果吸收光譜內的所有可見光，不反射任何顏色的光，人眼的感覺就是黑色的。另外，若將三原色的顏料以恰當的比例混合，使其反射的色光降到最低，人眼也會感覺為黑色。所以黑色既可以是缺少光造成的，如漆黑的夜晚，也可以是所有的色光被吸收造成的，如黑色的瞳孔。

　　白色是一種包含光譜中所有顏色光的顏色，地球人認為是「無色」的。白色的明度最高，若將光譜中三原色的光：藍色、紅色和綠色按一定比例混合，可以得到白光。光譜中所有可見光的混合，也是白光。

　　亞特蘭提斯人能夠自由地行走在黑暗之中，因為我們用心，而不是以眼去感觸世界。透過自身的心，我們能夠準確地感知自己的方位，比地球人用眼更加真實。地球人往往無法分清海市蜃樓的真假，而我們卻能看穿其中的虛幻。您須了解有黑暗才有光，有死才有生。

　　在久遠的過去，天地為一體，處於一片混沌，混沌世界可以是無窮大，也可以是無窮小，因沒有時間和空間、沒有相對性，也就沒有黑暗與光明。混沌初開，時間以無法言語的方式流動，不知是正流還是逆流，空間無限地拓展開來，沒有宇宙世界的邊緣，也因此看到的將是過去，但過去也可能成為將來，那是已經發生了的歷史，又可能代表著將要發生的未來。如果不想讓所見到的成為將來，那麼，就得找到能毀滅這股力量的更為強大的力量，若找不到更強大的力量，那至少也要找到能改變這股力量的方法。倘若什麼都做不到，看到的歷史便會成為將來，這是宇宙法則。

在《生命解碼：從量子物理、數學演算，探索人類意識創造宇宙的生命真相》這本書中，有提到地球人的生命真相；生活是一種體驗的過程，那麼結果就不是最重要，結果是有錢人，那就好好體驗擁有一切後可能產生的乏味與空虛，如果是窮困潦倒，那就好好享受一無所有所體悟到的滿足感與感恩，一切都有意義，也是最好的安排。

生命的進化也可說是用來檢視是否真正活著、是否找到今世的生命計畫，盡情發揮潛力的體驗一切，否則將如同眾多的地球人一般，覺得活著沒有任何意義，而且找不到答案。因為他們不知道答案在自己身上，自己的宇宙是自己所計畫、創造的。

色彩小知識

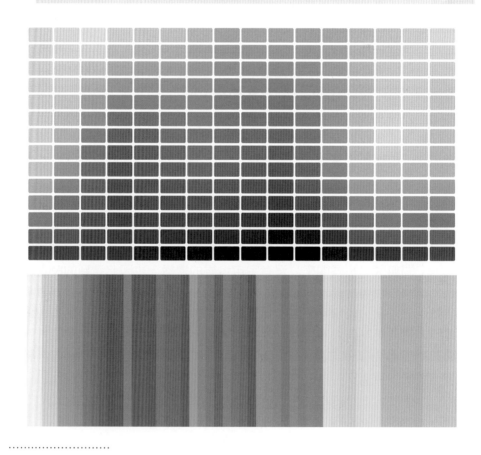

....

註2：請至 207 頁掃描 QR Code 欣賞彩圖。

1. 同類色：指色相性質相同，但色度有深淺之分，如深紅與淺紅、深綠與淺綠。

2. 鄰近色：在色帶上相鄰近的顏色，例如紅色和橙色。

3. 互補色／對比色：有非常強烈的對比度，在顏色飽和度很高的情況下，可以創建十分震撼的視覺效果，例如橙和藍、紅和綠、黃和紫。

4. 類似色：是指在色相上相鄰的三個顏色，例如紅－紅橙－橙、黃－黃綠－綠等。

　　以藝術療法篇之作品為例，若作品中出現了互補的顏色，則代表創作者有著內心衝突的現象，色彩意義可參考表 6-2。以下為簡略說明：

1. 紅色與綠色：代表內在能量與外界控制的衝突，內在的創造力和表達欲望與外界要求之間存在衝突。

2. 黃色與紫色：代表內在的獨立願望與對父母依賴之間的矛盾。

3. 藍色與橙色：代表對親密關係的渴望及成就動機之間的衝突，會在現實生活中表現出工作與家庭的衝突。

★ 表 6-2　色彩意義參考表

顏色	代表意義	身體對應
紅色	■ 暖色系：強烈且具有生氣的色彩 ■ 象徵：鮮血、烈火、生命和愛情 ■ 互補色：綠色	■心理：增加溫暖及活力、改善憂鬱的心情 ■身體：促進血液循環、加快呼吸、對人體循環系統和神經系統具有重大作用，適合低血壓、貧血者 ■注意事項：過久凝視大紅色會影響視力，易產生頭暈目眩之感、心腦疾病者禁忌紅色、不適合易怒或過度活躍的人；厭惡紅色者通常是遭受挫折或失敗的人的特徵

顏色	代表意義	身體對應
橙色	■ 暖色系：溫暖、活潑和熱烈 ■ 象徵：活力 ■ 互補色：藍色	■ 心理：啟發思維、產生愉悅、使人覺得精神飽滿、振奮情緒 ■ 身體：誘發食慾、刺激新陳代謝、促進消化
黃色	■ 暖色系：是色譜中最令人愉快的顏色，具有輕盈明快、生機勃勃、溫暖意義 ■ 象徵：積極向上的光明 ■ 互補色：紫色	■ 心理：產生愉悅、提神 ■ 身體：增進食慾、刺激神經系統、改善大腦功能、激發智能、刺激思維、提高集中力 ■ 注意事項：不適合失眠者；厭惡黃色者顯示現在的您是悲觀論者，失望之餘變得只重視現實
綠色	■ 冷色系：穩重和舒適的色彩 ■ 象徵：生機昂然、清新寧靜的生命力量和自然力量 ■ 互補色：紅色	■ 心理：令人平靜、鬆弛、安定情緒、增進和諧 ■ 身體：降低眼內壓力、減輕視覺疲勞、使人呼吸變緩、心臟負擔減輕、降低血壓、改善肌肉運動能力、平衡血壓鎮定神經系統，適合暈厥、疲勞、噁心與消極情緒者 ■ 注意事項：長時間在綠色的環境中易使人感到冷清，影響胃液分泌，食慾減退；厭惡綠色者對周遭的人持反感，認為自己的能力過人，卻因生活周遭人們的緣故而得不到承認
藍色	■ 冷色系：冷靜、理智、透明、廣博 ■ 象徵：寧靜、和諧、清新、舒適和沉思 ■ 互補色：橙色	■ 心理：給人安靜 ■ 身體：減低血壓、減輕疼痛、調節神經、鎮靜安神、放鬆肌肉緊張、鬆弛神經、治療失眠、降低血壓、預防感冒 ■ 注意事項：精神衰弱、憂鬱症者不宜接觸藍色，會加重病情；厭惡藍色者憧憬於別種生活方式
紫色	■ 冷色系：幻想與創造 ■ 象徵：力量和知識、柔和、退讓和沉思 ■ 互補色：黃色	■ 心理：寧靜、鎮定 ■ 身體：治療大腦疾病、精神紊亂、恢復精神 ■ 注意事項：大面積的紫色會讓人產生挫折感；厭惡紫色者打心底排斥做表面工夫的事物，現在的您是沉默而孤獨的

顏色	代表意義	身體對應
白色	■ 明快清新 ■ 象徵：真理、光芒、純潔、貞節、清白和快樂	■ 心理：對易動怒的人可起調節作用 ■ 身體：保持血壓正常 ■ 注意事項：孤獨症、憂鬱症者不宜在白色環境中久待
黑色	■ 高雅、神祕	■ 心理：暗淡、傷感和壓迫 ■ 身體：清熱、鎮靜、安定，適合激動、煩躁、失眠、驚恐者，接觸黑色可恢復安定 ■ 注意事項：情緒低落者不宜接觸黑色；厭惡黑色者凡事都持抗拒的態度，強烈反抗想要限制或支配您行動的人
粉紅	■ 暖色系：溫柔、和諧、浪漫	心理：情緒冷靜，適合孤獨症、精神壓抑者

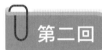

第二回　色彩療癒與能量

一、色彩治療

　　紅橙黃綠藍靛紫，大自然中有五彩斑斕的顏色，不同顏色代表不同能量，喜歡某種顏色也透露著相對應的性格；色彩除了日常生活隨處可見，更有著密不可分的關係。

　　色彩對人的影響很早就被發掘出，古代也可見以色彩來治療疾病的故事，例如興建大運河的隋煬帝，他得了乾渴症，總是覺得很熱，即便喝很多水仍然感覺口渴，御醫束手無策，這時有位大臣想出一個主意，他畫了兩幅畫，分別為雪景圖和梅林圖，讓隋煬帝天天看，當看著雪景圖時，因圖中天寒地凍，便覺得身上的燥熱似乎減輕許多，而梅林圖中，枝頭上掛滿青青的梅子果實，一看口中就泛酸，忍不住嚥口水，使得口乾症狀有所減輕，古人的智慧令人敬佩。

二、色彩與廣告

其實色彩在現代社會已被廣泛使用在廣告設計及產品包裝，這些顏色在無形中影響著您的情緒、知覺、判斷與消費。舉例來說，速食餐飲店常使用紅黃色 Logo（如麥當勞），而公司 Logo 則常用藍色。

三、顏色屬性

每個顏色都有自己的屬性，不同顏色對人的影響也不同，例如藍色容易給人平靜智慧的感受，所以一般專業知識型公司會以藍色為主，會讓人更容易覺得專業與可靠；而黑色給人一種收縮的感覺，故家中使用黑色椅子會比其他顏色具有不占空間的視覺效果，穿著黑色衣服顯瘦，也是同樣的道理。

曾有人做過測試，將人放在暖色系的房間及冷色系的房間，在不開空調的情況下，體感溫度會相差 3 度左右，在冷色系房間中會較冷，而暖色系房間則有較熱的感受，這些都是色彩帶給人心理的影響。另外一個例子，是暖色系食物比冷色系來的有胃口，這也是為何餐廳常用紅黃色調和，來增加食物色彩，例如黃色麵包搭配紅色熱狗，再淋上紅色番茄醬及黃色芥末醬等。

四、色彩與個性

色彩與內心的展現也時常所見，例如內向的人有著較強的內心世界，喜歡專注在自己的內心世界中，不喜太過熱情奔放，因此偏愛藍色等冷色調，喜歡保持平靜平和的感覺；外向的人則喜歡刺激，傾向喜歡紅色的熱情顏色。

當然顏色很多種，上述兩種顏色只是範例，現在請您從紅色、藍色、紫色、綠色、黃色、黑色、粉色和白色中選出最喜歡的顏色，讓我們進行一個顏色小測試，選擇好後，各個顏色相對應的能量和性格如下：

1.　紅色

　　紅色是突出的顏色，象徵著自信、權力、慾望、熱情，喜歡紅色的人一般是典型外向的，較不介意讓人知道他們的感受，容易引人注意，也是他人的焦點。

2.　藍色

　　其屬性為專業、可信賴、理性與正直，故一般在專業及權威領域常看到藍色，如公司 Logo 偏向藍色（百事可樂、IBM、FORD 等）、員工制服是藍色的會給人信賴感；藍色也讓人聯想到大海與天空，容易有博大、平靜、安靜的感覺。

　　喜歡藍色的人在人格特質上，行動前會制定周密計畫，傾向於穩定有序的環境，比較謹慎有責任感，有原則也比較誠信，較容易獲得他人的信任及依靠。

3.　紫色

　　在古代，紫色是稀有的顏色，通常在皇室或貴族可以見到，顏色屬性象徵高貴、藝術、典雅、神祕、浪漫、氣質與優雅。紫色也是一種複雜的顏色，是藍色與紅色的混合色彩，有著紅色的熱情也有藍色的冷靜，喜歡紫色會讓人感覺捉摸不定，通常也比較多愁善感，但也有著熱情的一面。一般會有藝術天分，給人神祕魅力的感受。

4.　綠色

　　綠色是紅色的互補色，相對衝動的紅色，綠色就像大樹一般給人穩固感受；綠色象徵新鮮、和平、自然、恬靜。喜歡綠色的人性格平和、忍耐力強，容易與人和諧相處，比較堅守自己的想法，會注意跟周圍環境的調和，相信某事情時會全力以赴。綠色也讓人感受到放鬆，故咖啡店常用綠色，更容易讓人感受放鬆的氛圍。

5. 黃色

　　黃色給人陽光和快樂的感覺，象徵光明、燦爛、輝煌、收穫及財富，可展現自由的氛圍。喜歡黃色的人會展現自己個性，也喜歡跟人分享快樂，喜歡將希望和幸福感傳遞給他人；通常不喜歡束縛，有活力追求自由。不喜歡陰暗的地方，喜歡太陽照耀的地方。

6. 黑色

　　最暗的顏色；容易將人隱藏。象徵神祕、嚴肅、厚重、內向、高級感。喜歡黑色的人較注重隱私，不輕易表露自己，缺乏安全感，追求控制感，喜歡神祕未知的東西或事物。

7. 粉色

　　較為女性的顏色，象徵溫和、柔軟、甜蜜、浪漫。喜歡粉色的人個性溫和，非常敏感，喜歡幻想但缺乏行動力，有依賴他人的傾向，比較和平主義，因此愛情憧憬電影唯美情節。

8. 白色

　　象徵純淨、聖潔、完美。喜歡白色的人一般比較平和冷靜，善於表達感情；性格自信、誠實、責任感強，追求完美。

　　雖然不同國家文化對於顏色的解讀各有所不同，但顏色屬性能適用大部分的人。色彩學博大精深，下圖整理各種顏色之特性以供參考。

顏色特性

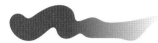

紅色 (Red)
愛、力量、決心、熱情、能量、活潑、張揚、權利、慾望、生氣、激動、戰爭、危險、警告、轟轟烈烈、鼓舞勇氣、情緒起伏波動較大

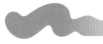

粉紅色 (Pink)
愛、浪漫、感性、溫馨、熱情、明快、愉快、喜悅、友誼、青春、可愛、被動、嬌柔、性感、女性特質

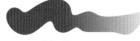

暗紅色 (Dark red)
活力、勇氣、領導、憤怒、怨恨、意志力

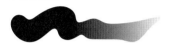

紅棕色 (Red-brown)
收成、秋天

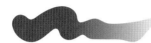

棕色 (Brown)
健壯、耐勞、沉穩、可靠、樸實、穩重、暗淡、男性特質

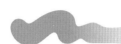

橘色 (Orange)
愉悅、陽光、幸福、決心、成就、激勵、熱情、激情、狂熱、時尚、青春、魅力、動感、速度、創造力、吸引力、熱帶地區、活力四射、熾烈生命

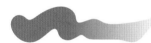

橘紅色 (Orange-red)
慾望、歡愉、支配、侵略、渴望

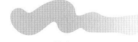

黃色 (Yellow)
歡樂、輕鬆、幸福、尊貴、輝煌、光輝、聰明、天真、溫暖、能量、財富、權利、驕傲、膽怯、幼稚、愉悅感、不穩定

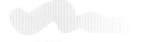

淺黃色 (Light yellow)
聰明、新鮮、愉快

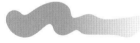

土黃色 (Dull yellow)
小心、腐敗、衰弱、疾病、嫉妒

綠色 (Green)
安全、穩定、耐力、成長、生育、希望、健康、清新、和諧、平靜、舒適、缺乏經驗、生命的象徵

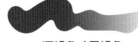

深綠色 / 墨綠色 (Dark green)
金錢、金融、野心、貪婪、嫉妒

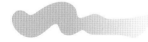

黃綠 (Yellow-green)
疾病、怯懦、衝突、嫉妒

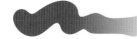

橄欖綠 (Olive green)
和平

藍綠色 (Bluegreen)
甜美、青春、甜蜜、純淨

註 3：請至 207 頁掃描 QR Code 欣賞彩圖。

PART：06 ｜ 七脈輪與色彩療法篇

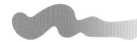

藍色 (Blue)
真理、信仰、智慧、智力、深
度、精確、開闊、穩定、安寧、
寧靜、和平、信任、自由、
自信、忠誠、清新

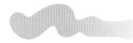

淺藍色 (Light blue)
體諒、柔和、天真、純潔、
寧靜、健康、治療

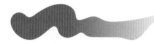

深藍色 (Navy blue)
穩重、深度、正直、認真、權
力、孤傲、專業知識、憂鬱女
性氣質

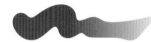

紫色 (Purple)
優雅、高貴、高雅、尊嚴、智慧、
獨立、夢幻、可愛、非凡、皇室、
財富、奢侈、奢華、神秘、野心、
權力、魔法、創造力

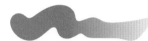

淺紫色 (Light purple)
浪漫、懷舊、愉快

深紫色 (Dark purple)
沮喪、悲傷、挫折感

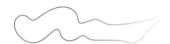

白色 (White)
光、純潔、純正、完美、無瑕、
善良、天真、簡單、簡潔、清
爽、清潔、輕鬆、愉悅、安全、
貞節、積極、冷靜、冰雪

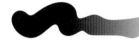

黑色 (Black)
正式、典雅、優雅、莊重、
禮儀、高深、力量、權力、
權威、威望、神秘、隱藏、
負面、黑夜、黑暗、邪惡、
死亡、未知、恐懼

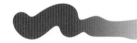

灰色 (Gray)
高雅、樸素、沉穩、寂寞、現
實感、穩重安定、灰心喪氣、
拜金主義

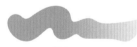

銀色 (Silver)
尊貴、高貴、純潔、
永恆、安全、神秘、冷酷、
尊崇感

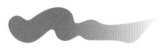

金色 (Gold)
光明、智慧、品質、威望
、財富

延伸閱讀

康耀南 (2015)‧ *畫知道答案：隱匿在圖畫裏的心理奧秘* ‧ 樂果文化。

康耀南 (2016)‧ *不一樣的色彩心理學* ‧ 樂果文化。

Athena Perrakis. (2020)‧ *脈輪療癒指南：進入身體能量中心，開啟 9 大脈輪之力*（黃春華譯；初版）‧ 楓書坊。（原著出版於 2018）

Cyndi Dale. (2018)‧ *脈輪療癒全書：啟動人體能量中心，轉化身心疾病之源*（韓沁林譯；初版）‧ 商周。（原著出版於 2009）

Karen Haller. (2020)‧ *色彩之書：融合科學、心理學及情感意義，帶領您發現自我的真實色彩*（龔嘉華譯；初版）‧ 悅知文化。（原著出版於 2019）

Margarita Alcantara. (2020)‧ *快速學會！脈輪療癒實作指南：亞馬遜銷售 No.1，一次學會精油、冥想、瑜珈、水晶等6種技巧*（賴姵瑜譯；初版）‧ 大樹林。（原著出版於2017）

Richard Ellis. (2016)‧ *靈氣與七大脈輪*（黃春華譯；二版）‧ 生命潛能。（原著出版於 2002）

請掃描 QR Code 欣賞彩圖

New Wun Ching Developmental Publishing Co., Ltd.

New Age · New Choice · The Best Selected Educational Publications — NEW WCDP